大展好書 好書大展

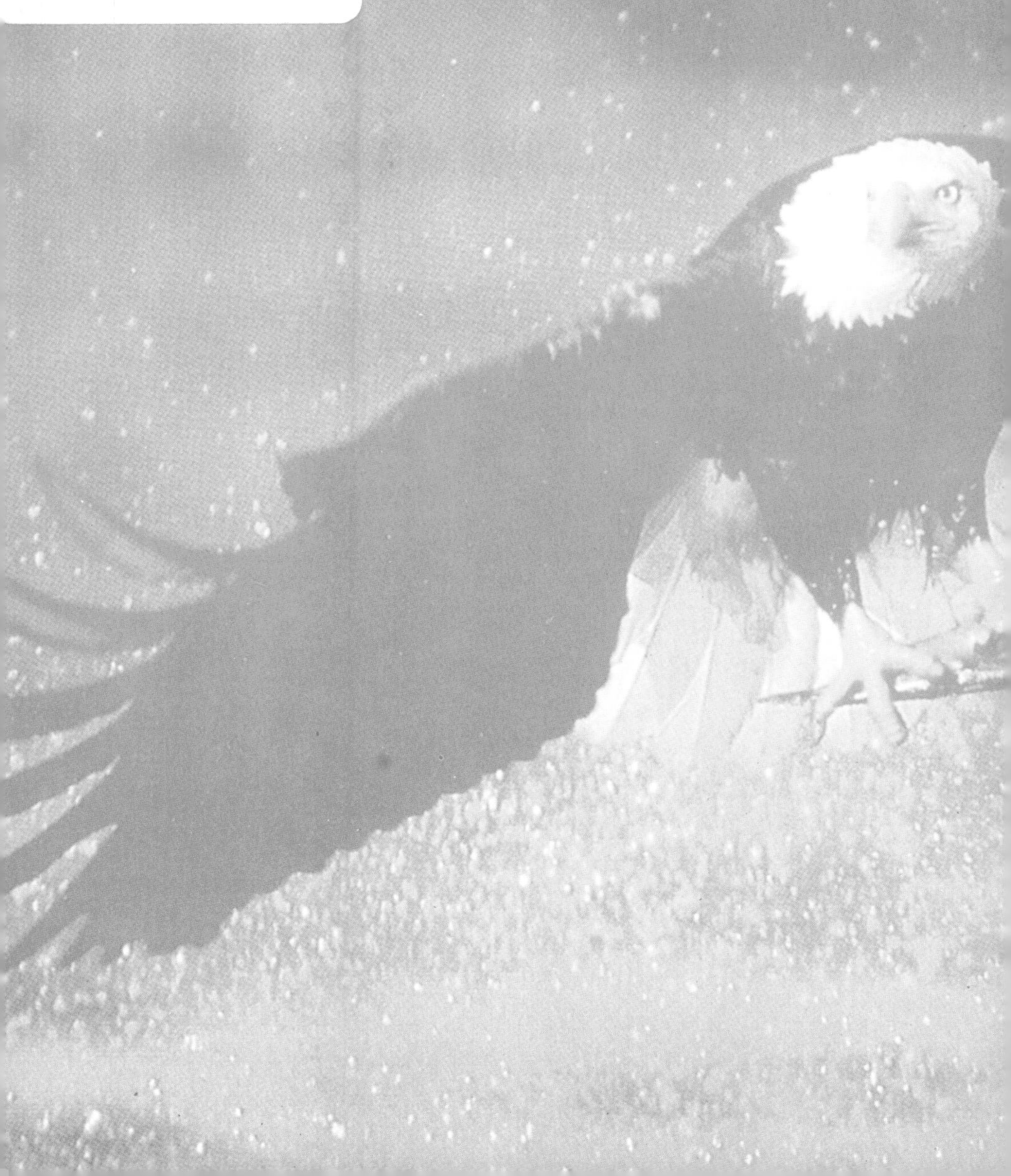

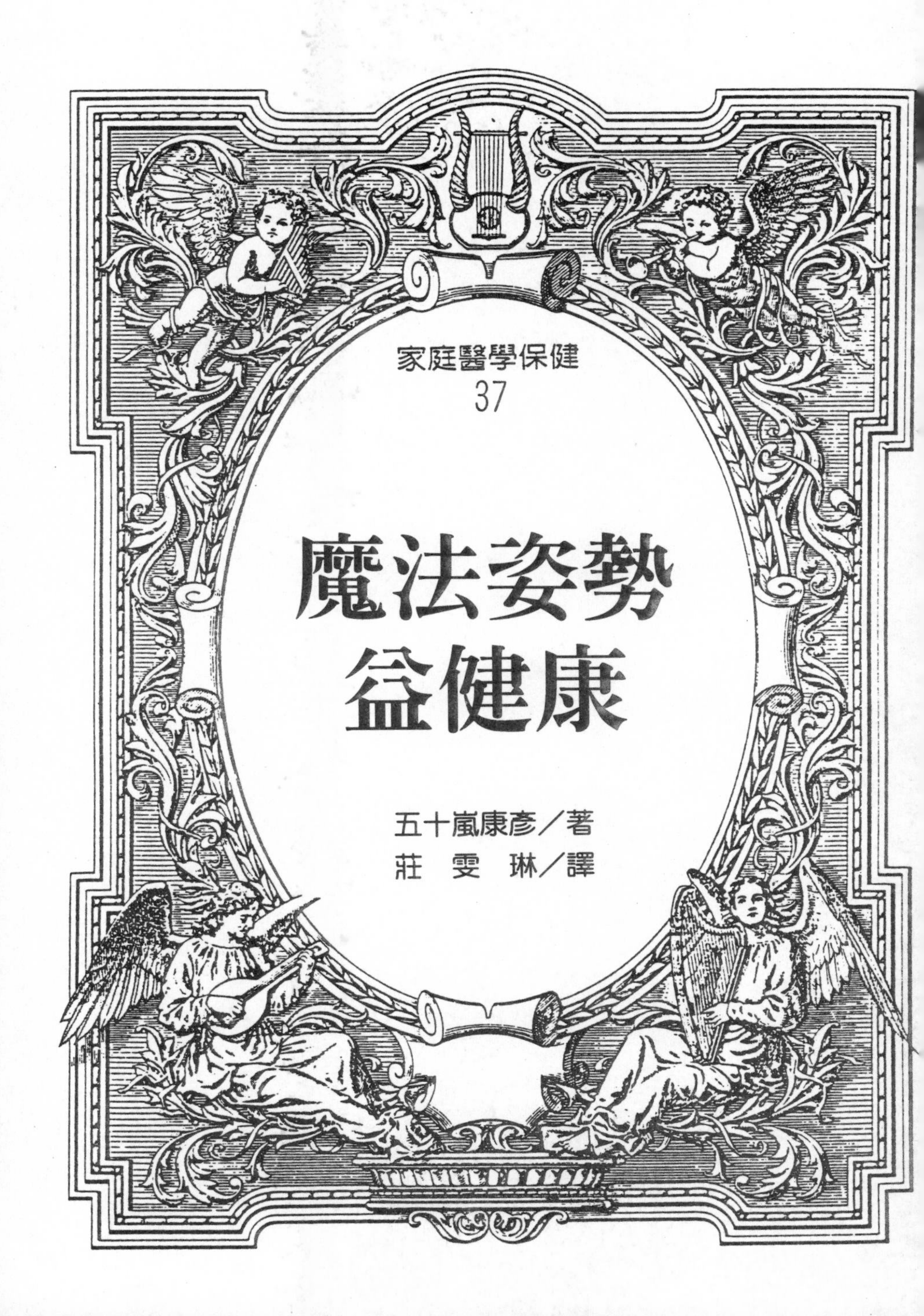

家庭醫學保健

37

魔法姿勢益健康

五十嵐康彥／著

莊雯琳／譯

前言

得知有人對我的書感興趣並購買它們，令我非常高興。不過，在各位閱讀本書之前，請先聽聽以下的敘述。

長久以來，我一直對醫學抱持著不信任感。英國的查爾斯王子，在皇家科學院的醫師集會中曾說：

「雖然大家花費大量的金錢，但病患人數卻不減反增，疾病也無法治癒，故我認為各位的想法基本上便是錯誤的。與其給予患者杜絕疾病的藥物，還不如朝著食物、運動、預防等方向著手，才是正確的做法。」

此外，曾是美國總統候選人的馬克加邦先生，其在議會演講時，也提過與查爾斯王子相同的論點。

「疾病不斷地增加，也尚未治癒。」

回顧以往，可能因我自已成長於戰時，戰後糧食短缺的時代，加上家庭因素，故身體非常孱弱。

成為上班族以後，也對我造成影響，因過度疲勞而導致腎臟、肝臟病，胃、十二指腸潰瘍、支氣管炎等各種疾病纏身。尤其是罹患梅尼埃爾病，出現了頭昏眼花和嚴重的腎臟病，因此換了好幾家公司。

連醫生都對我說：「你只能活到四十歲。」但是，事實上我比醫生所預測的多活了十年。因此，我對醫生產生了不信任感，而不去看醫生，反而產生了自然治癒力。

我認為被醫生治不好而被放棄，反倒成為我能好好活下去的關鍵。因為想活下去的意念，使我發現足和腎臟的關係。戰前家家戶戶都有擀麵棍兒，用腳拚命踩擀麵棍兒便能使排尿順暢。雖然我沒有錢，但我知道一定要多努力才行，故拚命收集關於手、腳的資料，並加以研究。與其說我開始這方面的研究是為了他人，為了整個世界，還不如說是為了讓自己生存下去而開始的。

尚有另外一點希望各位記住，那就是有可以再生的臟器與無法再生的臟器，此外，因年齡、遺傳、生活態度、疾病的新舊等各種因素的影響，有的人疾病可以治好，有些則否。

地球上並沒有能治癒所有疾病的方法。

故絕對不能只依賴一種方法。

因遺傳、飲食、環境及包括人類力量在內，各要素複雜糾纏在一起，所以只實踐一種方法，是絕對不可能治好疾病或不罹患疾病的。

就算有些人能利用神奇的力量治好病人，但自身卻不能因此而長生。有些人雖過著不規律的生活，卻能很有元氣地長生。

因此，我不能說利用本書能治好所有的人、能使疾病復原，但我確信至少能朝好的方向發展。

本書是據說只能活到四十歲，但現在已五十歲的我，而且只要過著不勉強的生活，依然能繼續活下去的精華，希望能讓更多讀者知道，因此而寫下本書。

從數千年的東方醫學經驗法則，所誕生出來的手腳活動法、伸展法、擺盪法，根據我的經驗得知皆為非常重要的動作，因此利用這個機會出版這方面的書籍。

還希望各位能加上敘述手腳揉捏法的書籍『手掌按摩健康法』『腳底按摩健康法』『高效果指壓法』等書，一併進行。

本書總計只要花兩分鐘，不過這只是一個大致的標準，若時間、體力都足以應付，可在不勉強的情況下長時間進行。但絕不能只有三分鐘熱度，一定要長期持續進行下去。

如此一來，各位便能從身體深處改善健康。

希望本書對各位維持健康有所幫助。

五十嵐　康彥

目錄

第二章 〈肩膀痠痛、腰痛……〉不使當天的倦怠殘留的速效姿勢
——討厭的煩惱消失，想要活動身體

活力姿勢的效用

第四章〈心臟病、糖尿病、神經痛……〉消除身體不良部分的特效姿勢

——控制荷爾蒙平衡，得到健康的身體

序章

即使身體僵硬也能輕鬆實際感覺到效果的「新區域療法」的有趣體驗

——魔法姿勢與神奇效果

要改善身體的失調、異常只有一種方法

你是否曾聽過「區域療法」這種治療法呢？

過去我曾經發表許多專門書籍及一般書籍，並舉辦演講，透過電視、週刊雜誌介紹區域療法的好處，相信各位讀者中也有很多人體驗過區域療法吧！

為尚未熟悉的人簡單介紹一下區域療法，它的歷史非常悠久，在古埃及的壁畫中，就曾經畫過其手法的一部分。

一九〇〇年代初期，美國耳鼻喉科醫師菲茲杰拉爾德博士，便提倡近代區域療法的方法，並像今日一般建立體系化。

一旦人體的內臟或身體器官發生異常時，對應其部位的身體表面會出現痠痛或疼痛現象。醫學用語稱這個現象為「內臟體壁反射」，例如腎臟不好，則所有部位與腎臟對應的「反射區」，都會出現痠痛或疼痛現象。

這究竟是怎麼一回事呢？

⊙掀起旋風的手腳區域療法圖

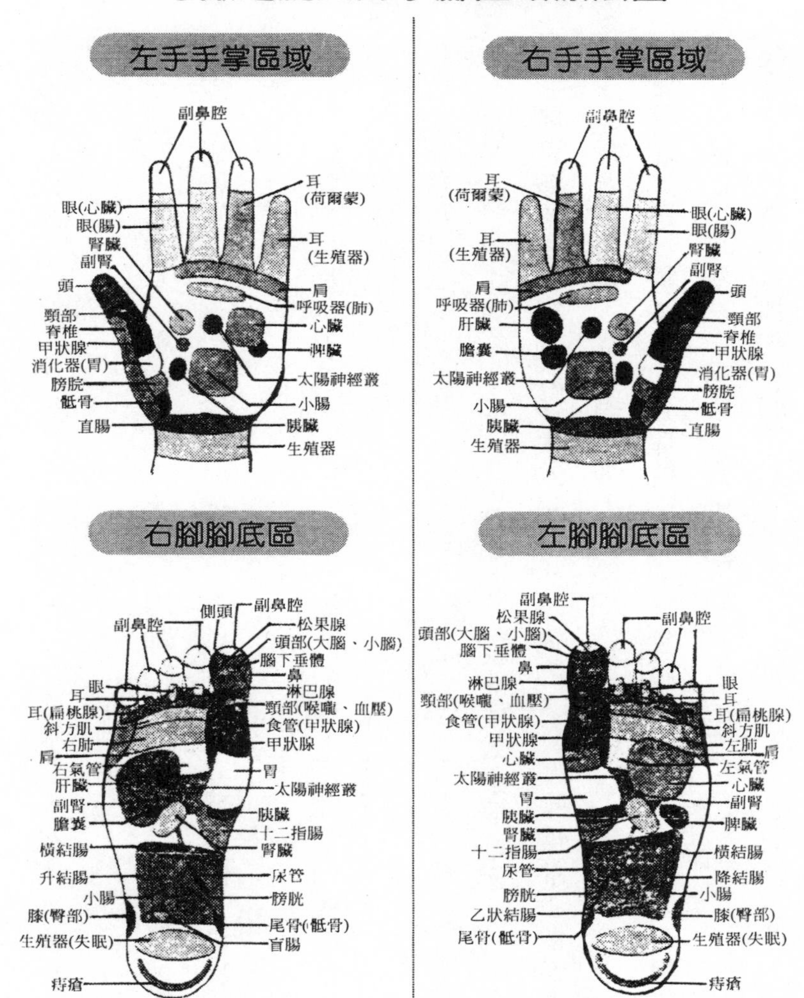

區域療法在歐美非常流行，而日本及東南亞的實踐者也不少。

這個問題的解答，就是由菲茲杰拉爾德博士所提倡的，在體內流通的十條道路。

博士認為人體中有一種類似地下水脈、與神經不同的十條水分流通道路，當內臟或身體器官某處發生異常時，與異常部位對應的身體表面，就會出現痠痛或疼痛現象。

當然手也具備這種反射區。因此只要刺激反射區，就能使內臟活性化，這就是「手掌區域療法」。

以這個理論再深入、更能提升效果的方法，便是我所想出的「手腳區域療法」，也就是說，不光是手，同時也刺激腳，就能使效果倍增。

「手腳區域療法」得到許多人的贊同，在國內、外及東南亞各國都掀起一股熱潮。基於我的理論，現在有許多人實踐治療法。

正當我認為區域療法已大致完成時，卻接到讀者來信說：「五十嵐先生，有沒有更有效的區域療法？有沒有更強力的區域療法呢？」

經常受到讀者們這種強烈的要求。

⊙東方醫學始於此

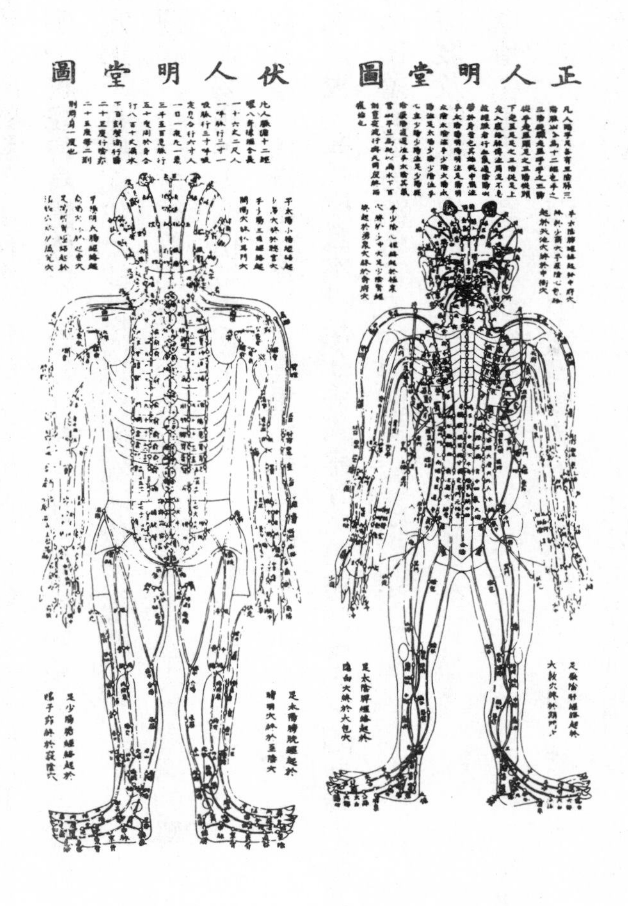

存在於古印度的納迪(經絡)圖傳到中國，成為這種經絡圖且體系化。東方醫學皆始於此。

強力的區域療法是一大難題。不可能在讀者的迫切需求下便立即配合。但是，現代人的確發生了採用以往的區域療法，卻無法對應的身體異常現象。

例如，總覺得身體倦怠、容易疲勞、在上班族間蔓延的慢性疲勞症。因為無法測定出不良的部位，故使用以往的區域療法很難應付。

在迎向二十一世紀的同時，的確也發生許多過去不曾見過的難治、奇怪的病症。故需要更強力的區域療法。

背負著這一項課題任務，現在重新站回原點上。

也就是說，區域療法本身是在美國確立，再傳到國內，因此我把距離拉大，去探討由遙遠的東方流傳下來的與區域療法相同的想法。

如印度及中國，自古以來就有一種「經絡」的說法。

印度瑜伽世界，認為人體實際上有三十七至三十八萬條經絡，後來將其整理為十二或十四條，因此，中國流傳著十二經絡說與十四經絡說。

雖然經絡說和區域療法有些不同，但其基本想法是相同的。也就是說，東方自古以來就認為經絡上的異常便是疾病的根源。

於是，我再一次將距離拉大，對東方醫學及區域療法再進行研究。

事實上，這就是我發現了本次發表的「魔法姿勢」的關鍵。

為何不運動就能創造健康的身體

將距離拉大，重新評估所有的東方醫學，令我發現重大的事實。

先前曾敘述過經絡與瑜伽的共通性，而所有的東方醫學，也就是印度的瑜伽、中國的導引——太極拳都具有令人驚訝的一致點。

那就是「調整身體，就是指刺激經絡、調整氣的平衡」的想法。而關於刺激的方法論，東方醫學則認為「取得類似的姿勢，基於這個姿勢活動身體」，就是這一點。察覺到這一點，並經過許多錯誤的實驗，最後發表的就是「魔法姿勢」健康法。

「魔法姿勢」健康法，就是彎曲、擺盪、扭轉手腳，則任何人都能簡單取得稱為基本形的姿勢，以此為基準做一些簡單的運動（應該說是動作），我將這個運動法命名為「手腳新區域療法」。

以往的區域療法與新區域療法的不同，一言以蔽之，就是後者是活動身體。震動身體、拉扯手腳、曲伸關節，這是要遵行一定法則來進行的技巧。當然，全都是毫不勉強的運動。

以往藉著揉捏手腳的區域，而得到健康的區域療法，是對於手腳表面的刺激，盡可能兩人一起進行。

但是這個新區域療法藉著各種動作，刺激手腳內部及經絡，且自已進行便能產生效果。這一點也是兩者間最大的差距。

當然，若兩者合併一起實行，就能得到更大的效果。

「人體最好多活動。」

相信這一點不用我說明，大家都知道是現代人的常識，但古代中國的古書『後漢書、方法傳·華佗傳』中，也敘述「人體要多運動，但不能過於極端」。

華佗是中國後漢末期的醫者（一說為印度的歸化僧），熟悉養生之道，被稱為導引之祖。活到將近百歲時，仍然有壯年般的容貌。

⊙與健康非常吻合

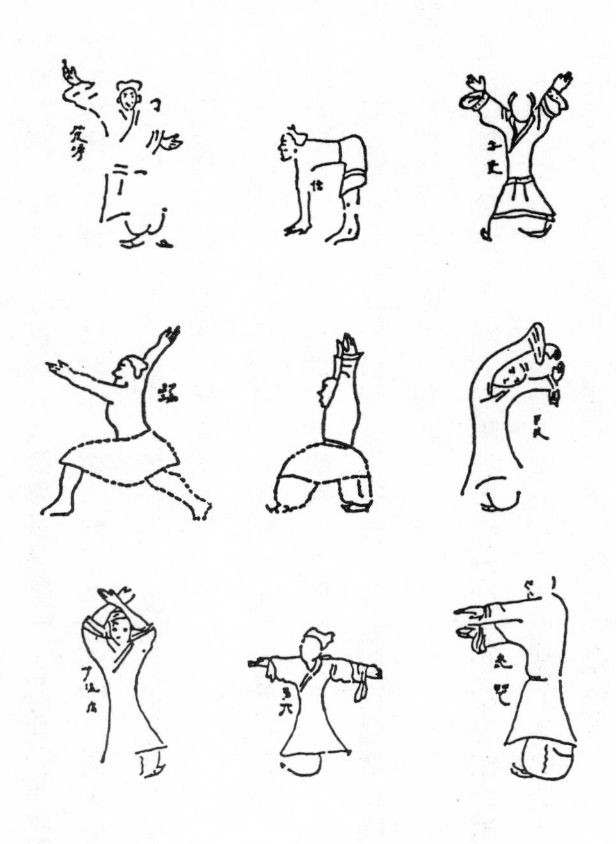

馬王堆出土「導引圖」(一世紀左右)

伸直、拉扯、振動…刺激手腳的重要性，在
古代中國就已有這種「導引」的概念。

所謂導引，就是搖動身體、拉扯手腳、活動關節。

不只是導引，像穴道、瑜伽、按摩、氣功、太極拳等集東方醫學所有的療法，都具有共通的想法，那就是「人體要多運動」，想法非常地簡潔。

因察覺到這個事實，於是我從各東方醫學的技巧中，挑出最純、最精華的部分，也選出如何有效活動身體的方法，加以不斷改良的結果所引導出的結論，就是在此所發表的「魔法姿勢」健康法。

魔法姿勢的效用，絕不亞於任何東方醫學活動身體的技巧。且並非是暫時度過危機的對症療法，而是有助於治療疾病的醫術。

以往一向包覆一層神祕面紗的東方醫學，我能很自負地說現在已是開放的東方醫學了。但是，我想要說一句話。

「魔法姿勢」健康法與西方醫學的對症療法，也就是配合體內生病的部位使用處方的普通醫療不同，目標是希望能提升你身體的生命力，為不易罹患疾病、不易疲勞的身體。希望各位能牢記這一點來閱讀本書。

趕緊為各位介紹東方醫學的精華——「魔法姿勢」健康法。

第一章

從深處使身體細胞恢復年輕的五種簡單基本姿勢

——貫徹東方醫學的穴道、瑜伽、導引共通效力的應用

身體不良真正的理由

「總覺得非常疲勞。」

「我也覺得很不舒服。」

「一定要做一些對身體有好處的事。」

「……說的也是。」

以上是早上在車站的月台等待車子的兩位好像上班族的中年男性，互相交談的一番話。

現代人真的很疲勞。二十多歲時熬夜一晚也覺得若無其事的年輕人，現在卻無精打采地坐在車內的椅子上，腳伸得長長地。

由各方面研究者的臨床報告，以及來到我治療院患者的症例，讓我了解現代人的老化現象，實際上從二十多歲就開始了。

營養應該夠啊！

應該徹底進行健康管理啊！

隨著醫學的進步，嬰幼兒的死亡率極端下降。

在這種狀態下，青年到中年卻連續出現「好累啊」「身體體調不好」的現象，究竟是怎麼回事呢？答案並不困難。

首先就是現代人不活動身體。

就算辦公室在二樓，也使用升降梯而不爬樓梯。在車站和機場都有一些活動步道。不需走路，步道便能將你由A點帶到B點。

我家附近有一間只要花五分鐘就能走到的公共浴室，但依然有許多人想坐車去。

文明使得人們不需努力活動身體。但是（請等等），在此必須暫時打住。

人實際上是自然界的生物，觀察自然界的生物，便可得知生物全是活動的。有的生物無法自由活動，那就是關在動物園飼養的動物。

牠們被關在柵欄中，活動受到限制，結果如何呢？事實上，不論是大猩猩也好，獅子也好，關在柵欄中活動受到限制的結果，便是失去生殖能力，甚至已瀕臨絕種的危機，諸如此類的報告在各地的動物園中皆已出現。

不活動使人類及所有生物的身體變調。

那麼，現代人對於這種身體的變調該如何處理呢？

引出治療身體的自然力量

在一些主要車站及繁華車站的一角，會看到一些健康飲料的廣告，或是宣傳美味、好喝、對身體很好的礦泉水廣告。

在你辦公室的抽屜中，是否經常準備一些藥來照顧你的健康呢？

但是，這種行為的背後隱藏著什麼樣的訊息？

看看你自己以及周圍，最近是否有一些不同的感受。是不是有一種覺得身體異常的感覺呢？這就是慢性疲勞症。

早上（啊！又要工作了）走出家門時，就已開始覺得疲勞。

在車上及會議中，總覺得身體非常疲勞、想睡覺。

才三十多歲，不，才二十多歲而已，肩膀和頸部卻覺得好像有重物壓在上面，痠痛得不得了。

打高爾夫球時，覺得腰和關節疼痛，無法去除。

眼睛模糊、耳鳴、頭痛的現象經常出現。

現在稱為總健康時代，對於維持健康的知識及對策皆已足夠，但觀察其背後，卻隱藏一些不能算是疾病的疾病。

藥罐子再加上各種壓力，環境因素的惡化，使得你體內的平衡失調。由於體內細胞的老化，使你的肉體年齡與實際年齡不符合。

日本人的平均壽命稱為世界第一，而日本厚生省也歡欣地發表這項結果。平均壽命延長固然可喜，但在臥病於床與不健康的狀態長生，真的是一種幸福嗎？

故真正健康志向時代的主題應是「健康長生」。那麼，你應該如何去實行呢？截至目前為止，你應該嘗試過各種健康法，或為了治療常年都感到煩惱的疾病而至醫院就診吧！

此外，在疲勞時，「唉！覺得體力都不夠」而拼命喝口服液或維他命劑的人應不在少數。

但是，這些努力都得到回報了嗎？

應該是沒有吧！否則怎麼會閱讀本書呢？老實說，你所想的「健康法」是否真能創造健康體，的確是一大疑問。

在這種情形之下，希望你一定要嘗試我所建設的「魔法姿勢」健康法。

當然，不可能一下子便能將幾十年來蓄積在體內的疲勞物質迅速去除。想要以五分鐘的對症療法治好三十年來累積下來的疾病，根本是無稽之談。但只要實踐「魔法姿勢」健康法，你的身體一定會比現在更健康，而且每天都能實際感受到這一點。

事實上，歐美人很早就注意到這些東方醫學的效果。

當瑜伽流行於美國時，連太空人的訓練中都要加入瑜伽的訓練，而歐洲各國也很流行我常年持續研究的區域療法。

他們已經察覺到，「在現代社會的狀況中，與其依賴西方醫學的對症療法，

並不可喜的長壽國、日本

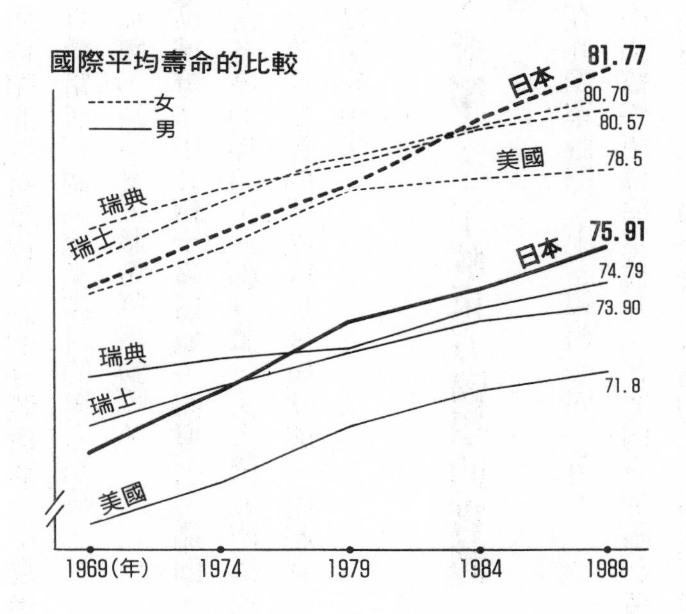

臥病在床的老人數

	65歲以上人口(千人)	臥病在床的老人數(千)
1981年	11, 009	412
1984年	11, 956	471
1990年	14, 290	563
1995年	17, 082	673
2000年	19, 943	786
2005年	22, 228	876
2010年	24, 478	964

1990 年以後者為估計值

資料：(財)厚生統計協會「厚生省 50 年史」

還不如依賴能重新恢復失調的身體機能，使身體活性化的方法。因此，需要將整個身體當成一個系統來探討的東方想法。」

那麼，為什麼人體希望活動呢？

區域療法中介紹十條區域，而導引、瑜伽、氣功、按摩、外丹功這些方法能刺激各處的經絡，活動身體，使人體氣的流通順暢。

氣流通順暢的狀態就是健康狀態，而體調不好則是氣停滯的狀態，這便是東方醫學的想法。

氣、經絡……了解東方醫學的實體

在此簡單說明一下「經絡」與「氣」。

中國醫學將經絡定義為「在體內呈網眼狀覆蓋，經過皮膚、筋、肉到達內臟的通路」，是在體內縱向流通的十二條主要經，以及與其互相連結的十五條主要路，還有從這兒衍生出來、互相連絡直達手腳末端的脈絡等。

在我們打針時，三六五個主要的穴道全在經絡上。而利用經絡運送至全身的則是「氣」。根據各種文獻的記載，氣自古以來在中國及印度便已存在。

現代中國醫學的根本『黃帝內經』，是在後漢時代出版的古書，其中就已有關於氣和導引的敘述。

中國自古以來就有的氣功術，是由氣功師將氣抵住患者的穴道，調和其體內平衡，實際展現治療效果，而氣功師認為「氣是微細粒子」。

此外，在二千年前醫學體系化，支撐現代印度人八十％的傳統醫學阿優爾威達中，也有相當於氣和經絡的概念，那就是「德夏」「納迪」，這就是成為阿優爾威達根幹的概念。

而阿優爾威達的基礎，就是國內非常流行的瑜伽。印度的巴納拉斯印度大學的附屬醫院，已將瑜伽納入實際醫療中，同時根據臨床報告，顯示對於支氣管炎、糖尿病、高血壓等皆有明顯效果。

此外，從古希臘流傳下來的以色列尤納尼醫學也具有相同的想法，認為疾病是由於身體的平衡紊亂所引起。

夏威夷將氣稱為「馬納」，德國稱為「歐德」，奧地利則稱為「生物磁氣」，舊蘇聯稱為「拜歐普拉斯瑪」，美國稱為「歐爾岡」，雖然其稱謂各有不同，但現已以科學方式逐漸了解其存在。

如蘇聯的發明家基爾里安夫婦所開發的基爾里安照片法便是其中之一。簡單地說，就是將發光體注入體內，用特殊方法拍出的攝影法，藉此成功地拍出「氣」「穴道」。

而日本宗教心理學研究所所長本山博，堪稱研究氣、經絡的第一人，開發AMI（經絡機能測定器），就是將三伏特的電流在一百萬分之一秒間流到皮膚體液層，以讀取身體的情報，目前已實施此檢查法，並得到許多成果。

那麼，究竟氣流向何處呢？現已得知它流向人體內的結締組織，而這裡也有水在流通。

因此成立了一種假設，也就是「經絡可能是通過水流通處的電氣」。

雖然目前仍無法脫離假設的範圍，不過在西方醫學的領域中，逐漸明白身體內水的流通，故可能再過不久，這個假設便會成為真正的理論。

而我所尋求的更強力區域療法——「魔法姿勢」的啟示就在於此。

區域療法就是刺激區域的兩端——手腳，來治療內臟等各器官不良的部位，同時也具良好效果。但我這次所發表的魔法姿勢，則是直接動搖區域療法的十條區域，也就是東方醫術的共通點——經絡，使全身充滿氣，從根源杜絕不良症狀等的想法。

經絡要按照一定管道來給予有效刺激，才能使體內旺盛的良氣流通。藉著氣流通全身，就能使老化細胞重新復甦，生物體能量活性化。因此能從根部杜絕不良疾病。

利用「O環測試」了解潛藏於體內的疾病

雖然是敘述困難的理論，但你可以實際嘗試一下。並不需做特別麻煩的事，只要用手轉動所有腳趾就夠了。

必須注意那一個腳趾較不易轉動，或是有僵硬的感覺。參考圖表，便可得知與該趾對應的器官有異常現象。

這就是得到來自各內臟器官異常信號的氣通過經絡，在最容易阻塞處，也就是腳趾處停留所造成的。

利用這個方法，便可發現體內不良的部分。

相反的，得知體內不良的部位後，只要轉動與該處對應的腳趾即可治療。以這種方法，不需依賴藥物或手術的方式，從身體外側讓經絡與氣流通，便能令你的身體恢復健康。

再為各位介紹一個能由外側診斷身體內部異常的方法。那就是中國自古以來就有的脈診診斷方法，是從手掌的根本到相反手指的無名指、中指、食指併攏，一起把脈，便可得知各脈對應內臟器官的狀況。請參照插圖以了解哪個部分各對應哪個內臟器官。

但若想光靠這個微妙脈的感觸來知曉身體異常，除了中國的專門醫師外，其他人皆無法做到。

腳的各趾與各內臟器官間的密切關係

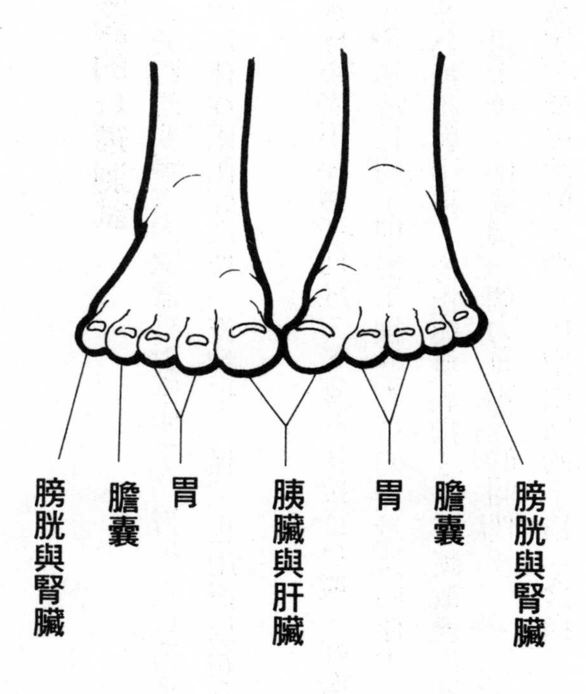

通過經絡循環體內各內臟器官的氣，
容易停滯在其折返點—腳趾上。

故我在電視上為各位介紹一般人也可簡單實行的方法，也就是「O環測試」方法。

利用脈診的O環測試

①首先將想要調查內臟器官對應側手的拇指和食指併攏，做成O環。

②讓同伴從兩側好像拉一條鍊子一樣，也用拇指和食指做成O環，手指相連。

③被檢查者不要碰任何地方，讓同伴拉扯O環，好像試圖將環拉開似的。若完全無法拉開，則表示被檢查者的力量比同伴大，因此將做「O環」的手指，改為拇指與中指、拇指與無名指……不斷改變以選擇較恰當的手指。若同伴的力量太強，則要換一個力量相等的同伴。

④按照先前脈診的要領，用空出來的手指（食指、中指、無名指等任何手指皆可）接觸想調查之脈的部分，再由同伴拉扯手指。

這時若與③一樣手指不易打開，則沒有問題。但若一次就讓手指輕易地打開，則表示所對應的內臟器官發生異常。此時一定要實踐「魔法姿勢」，去除異常。

從麻煩的東方醫學中挑出有效果的方法

在此產生一個疑問。透過經絡、氣調整身體的平衡，治療不良的部分，是東方醫學共通的概念。那麼不必特意去實行「魔法姿勢」，而直接實行瑜伽或太極拳不就行了嗎？

但是東方醫學也好、瑜伽也好，都要花許多時間。甚至一些被稱為這方面權威者，一生都不結婚，全力以赴地從事這方面的研究。對於忙碌的國人來說，恐怕無法採用這種作法。

而且每一個動作都有嚴格的規定。例如，若治療時使用拇指和食指的話，其角度、強度都需要精密的標準，一旦稍微紊亂，就會被否定。

東方醫學可說是百人百派，對於一種健康術，每人都有不同的作法，這也是一般人不相信東方醫學的要因之一。

但是傳承了三千多年的東方醫學，支撐著東方人的健康，故因為一些原因而使這麼好的醫術沈寂，真是可惜。事實上，我先前敘述過，像腎臟病，胰臟病、梅尼埃爾病、胃潰瘍等被西方醫師所放棄的疾病，我都利用東方醫學將它們一一治癒。我因自身的經驗而得知東方醫學的博大精深。

故我想將這件事告知社會大眾。這也是我的心願。

所以包括瑜伽在內，導引、台灣的外丹功、按摩、氣功、區域療法以及東方醫學等，我都加以學習。而且足跡踏遍中國、台灣、菲律賓、泰國以及歐洲各國，向世界的前輩們學習已達三十餘年。故我自負對東方醫學有深入研究。

於是我在此發表自己的研究成果「魔法姿勢」健康法。

將東方醫學的嚴格規定、順序等完全排除，只選出真正需要的部分，為忙碌而沒有時間的國人進行改良，可說是東方醫學的集大成者。

我所發表的並非陰暗的東方醫學，而是「開放的東方醫學」，相信有助於各位維持健康。

⊙中國所進行的脈診

●把脈的要領，是將三根手指並排觸摸手掌邊緣，而各指位置所觸摸到的強弱，與下圖各內臟器官對應。

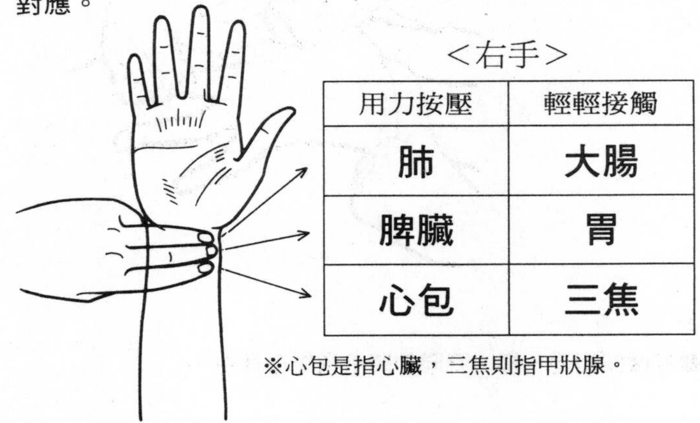

＜右手＞

用力按壓	輕輕接觸
肺	**大腸**
脾臟	**胃**
心包	**三焦**

※心包是指心臟，三焦則指甲狀腺。

＜左手＞

用力按壓	輕輕接觸
心臟	**小腸**
肝臟	**膽囊**
腎臟	**膀胱**

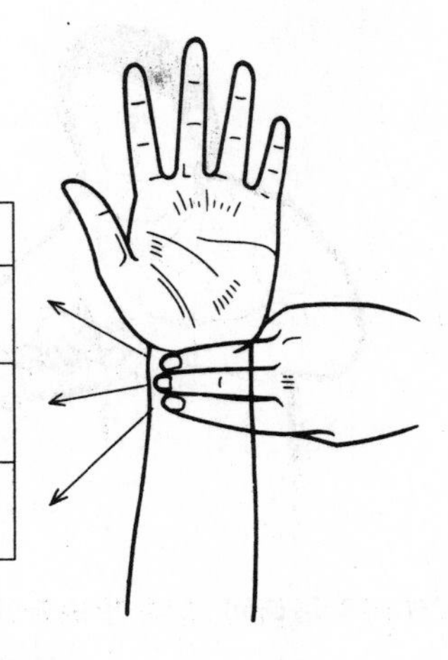

●中國的中醫由脈的異常來診斷疾病。

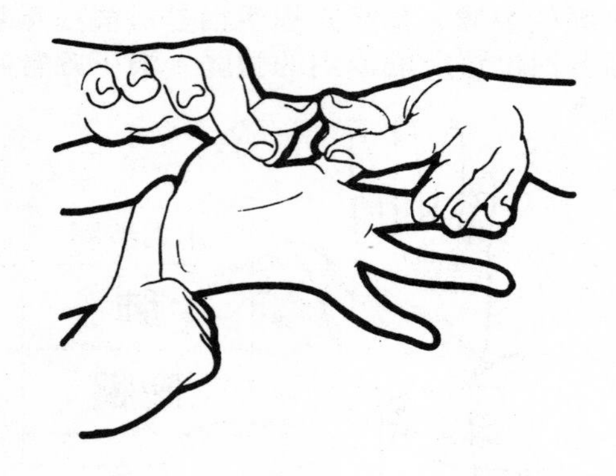

●好像鎖相連一樣，讓同伴將手指掛在其中。

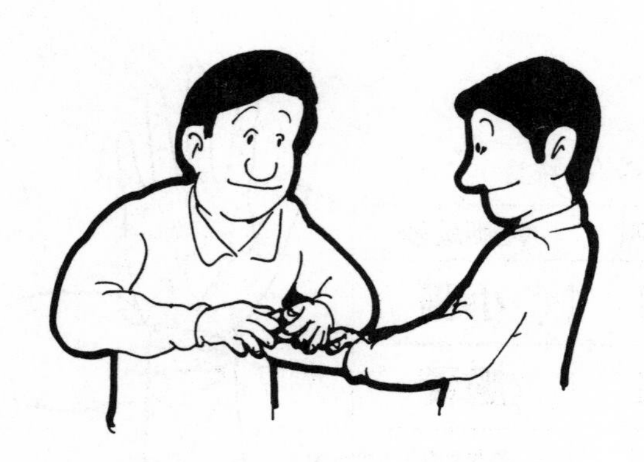

●用手指(任何手指皆可)按在想檢查的脈，請同伴進行測試。

⊙由脈診進行 O 環測試

O環測試的指形

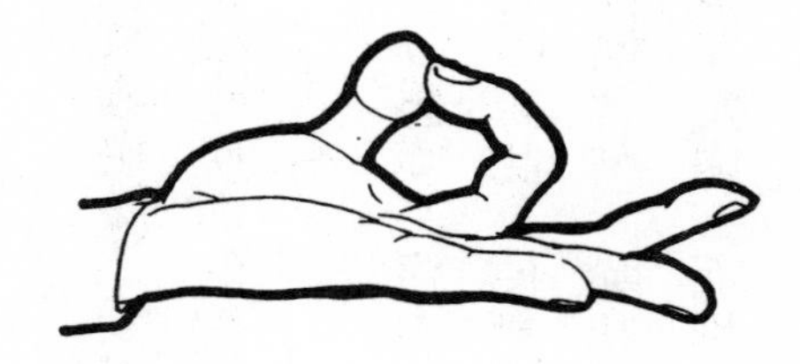

・用拇指和食指做成「O」型。這就是基本型。

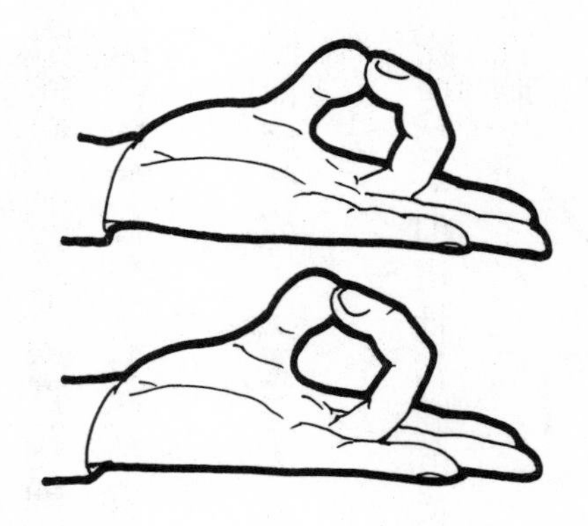

・握力較強者，用基本型很難打開。同伴要變換拇指與中指、拇指與無名指等各指，試著將環打開。

創造不需要營養飲料、維他命劑的身體——五大基礎魔法姿勢

先前已為各位敘述過魔法姿勢健康法完成的經過，即將進入實踐篇。藉由氣的調和，能使你的細胞活性化，去除蓄積的疲勞，為各位介紹五種基本的魔法姿勢。

現今讓許多醫師感嘆「沒有根本治療」的慢性疲勞症，主要是因氣的紊亂所造成的。若不著眼於此，便無法找出根本的治療法。

使用點滴、維他命劑、強壯劑只是暫時消除疲勞。但這種暫時的處方，會造成疲勞慢慢堆積在體內，而堆積的疲勞會使細胞老化。

疲勞一直殘留。

感冒無法治好。

頭痛、肩膀痠痛、便秘。

沒有表情。

⊙集結「魔法姿勢」的東方醫學精華

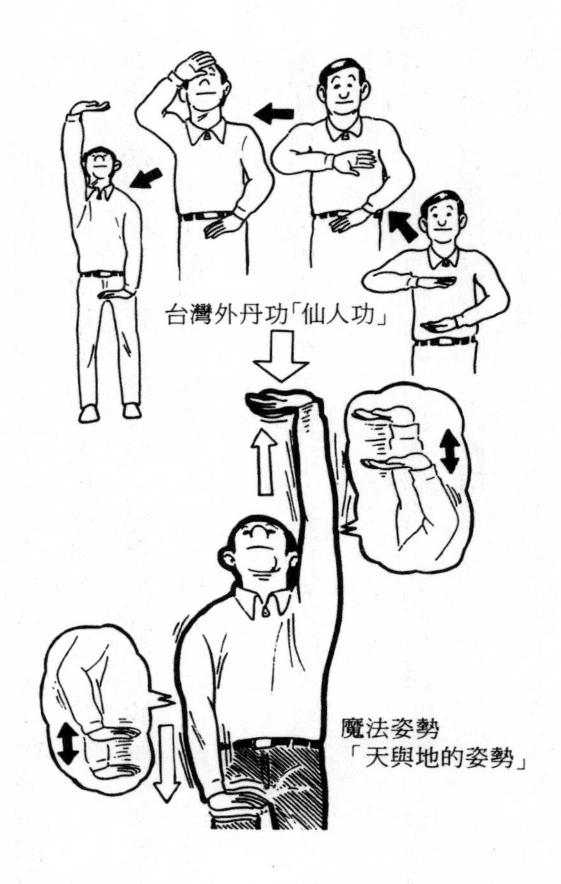

這個姿勢最重要的是手腕彎曲呈90度，上方的手掌按壓上方的「氣」，下方的手掌按壓下方的「氣」，曲伸手肘。除此外完全不需其他的動作。

總覺得體調不良。

這就是老化現象。

這兒所說的老化現象，並非五十、六十多歲的人才會發生的現象。現代人甚至二十、三十多歲，很早便出現老化現象。

坐在車上觀察座位上眾人的表情，感覺到許多人的氣都紊亂了。尤其是三十、四十多歲工作旺盛的年齡層更需注意。相信現在這種「總覺得體調不好」的狀態會一直持續。

工作旺盛的人，更需要藉著魔法姿勢調氣，使細胞活性化，實際感受「最近覺得體調很好」。

神清氣爽、頭腦清晰、氣的流通順暢；氣的流通順暢、心情愉快、頭腦更清晰——這就是魔法姿勢造成的良性循環。

在此所介紹的五大基礎姿勢，當然也具有對於「某某症狀有效」的效果。但與其如此，還不如注意它能調整整個身體氣的平衡，創造更好之身體的基礎部分。

在後章會為各位敘述改善各種症狀的魔法姿勢，所以就算體調並無大礙，平常也要實行這五大基礎姿勢。

最有效活動身體的方法，能去除常年累積在體內的疲勞物質和不好的氣。

基礎姿勢①「甩手」

「甩手」就是「擺動手」的意思，也是台灣相當流行的健康術。但是「甩手」的方法有很多，在此為各位介紹權威老師所教導、而我也實際嘗試過的簡單、有效方法。

①雙腳平行張開如肩寬站立。腳尖與腳跟牢牢地踩在地面上，放鬆全身的力量，尤其是肩膀的力量放輕鬆。

②稍微曲膝。這個「甩手」愈曲膝愈難做到，故在尚未習慣之時，伸直膝做也無妨。但若能彎曲的話，輕微彎曲會提高效果。

③這時，眼睛凝視正前方，輕輕收下顎。口閉起、舌抵住上腭，用鼻子自然呼吸，將意識集中於丹田（只要想著肚臍就可以了），情緒穩定下來。「自

⊙甩手（中級）

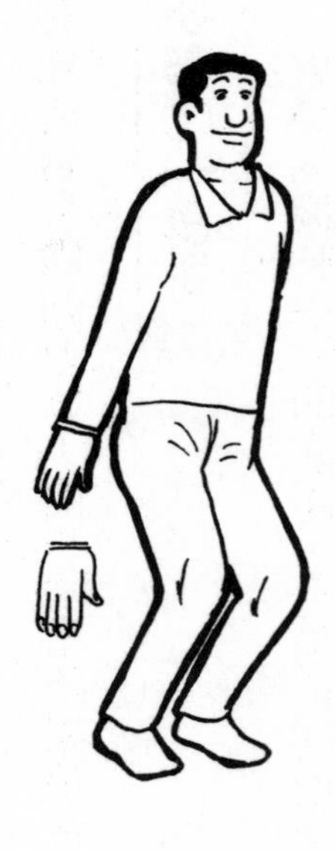

①腳打開如肩寬，腳尖平行，稍微曲膝。
手臂朝向前方。

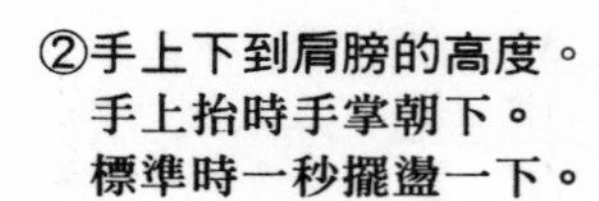

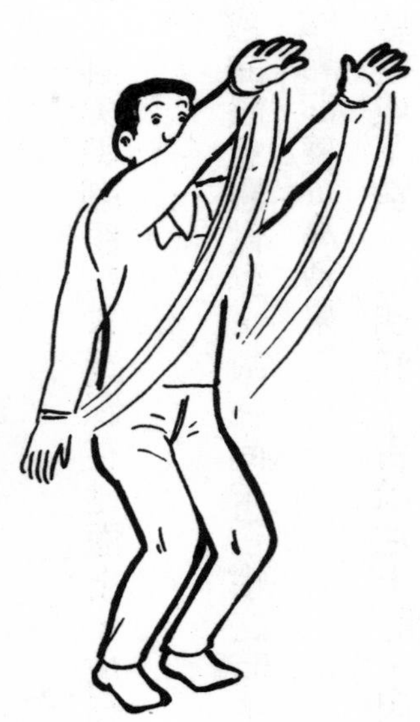

②手上下到肩膀的高度。
手上抬時手掌朝下。
標準時一秒擺盪一下。

標準時間
2 分鐘

⊙甩手（初級）

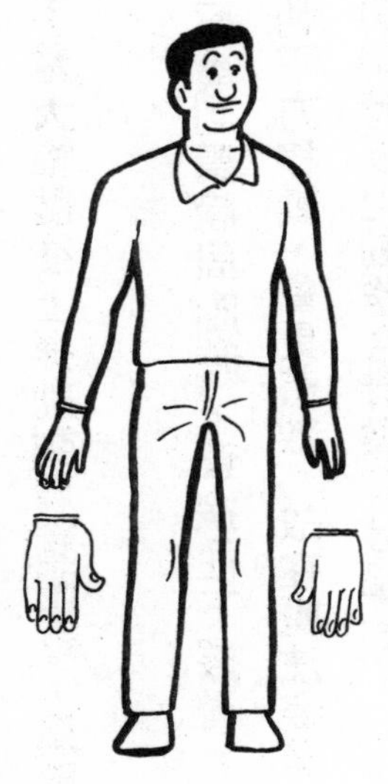

①腳打開如肩寬，腳尖平行站立。
手背朝前。

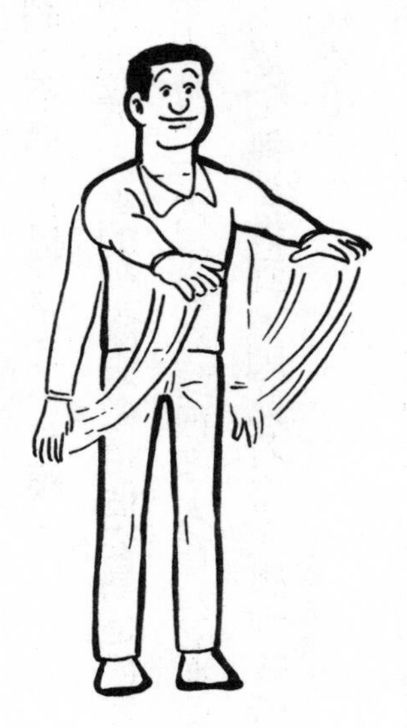

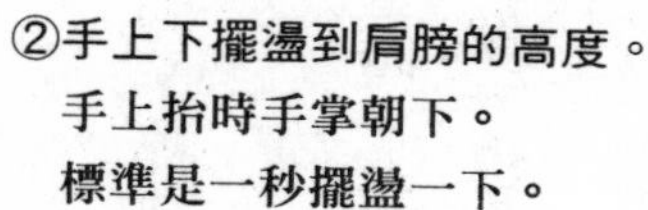

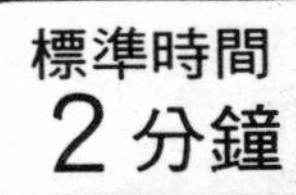

己的頭頂部掛在天上」若想像這個姿勢，便能取得較自然的姿勢。

④讓手臂自然垂於身體側面，手掌朝後。

⑤手臂大幅度往上揮動到肩膀附近，肩膀不要用力，秘訣是自然而有節奏地擺盪。

⑥擺盪到肩膀周圍時，直接往下擺盪。往下擺盪時，想像在身體上部的「氣」朝下方移動，會更有效。故在魔法姿勢中，「想像」也是很重要的要素。

⑦開始時以上動作合計做二分鐘。

當然必須配合體調、體力來控制，不過，目標是二十分鐘。

找一個空氣良好的場所，光著腳，朝著天上的朝陽來做這個姿勢是最好的。事實上，我到達甩手的故鄉——台灣去時，一大早就看到很多人在公園裡甩手。

但忙碌的上班族，在這種環境下恐怕無法做到。因此若當天感到疲勞時，這一天就寢前或第二天早上起床時就要甩手。

持續這個姿勢，會發現腳底發熱，手掌好像有水蒸氣冒出似的。這就是氣循環經絡，使堆積在體內的不良物和老廢物被堆擠出來的現象。

手臂上下擺盪，就好像幫浦的作用一樣，能使周圍氣的循環順暢，同時，也具有按摩內臟的效果。

基礎姿勢②「大鶴的姿勢」

這兒所介紹的「大鶴姿勢」，開端於中國的「易筋經」及導引的「外丹功」姿勢「大仙鶴功」加以改良而成。

①從「立正」的姿勢開始，左腳朝側面打開比肩寬稍寬站立，稍微曲膝，身體前傾。

②手臂朝前，朝側面攤開，張開手指之間的間隔，只有食指上彈。這時想像大鶴的姿態，好像自己是大鶴般，現正降落到地面上。

③大腿充分張開，身體先朝左側，右膝上抬到腹部的高度，在前方半步處著地。好像降落的鶴開始走路一樣。這時需注意身體勿傾斜，頭的高度不變，平行朝左移動。著地時，整個腳底同時踩到地面，並注意兩腳的腳趾與腳跟平行。

⊙大鶴的姿勢(應用)

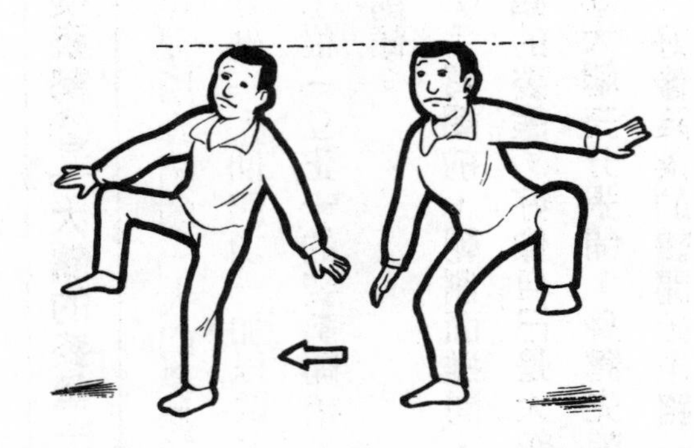

①按照「大鶴」的要領，各前進半步。手背朝向正面
②前進 10 步。

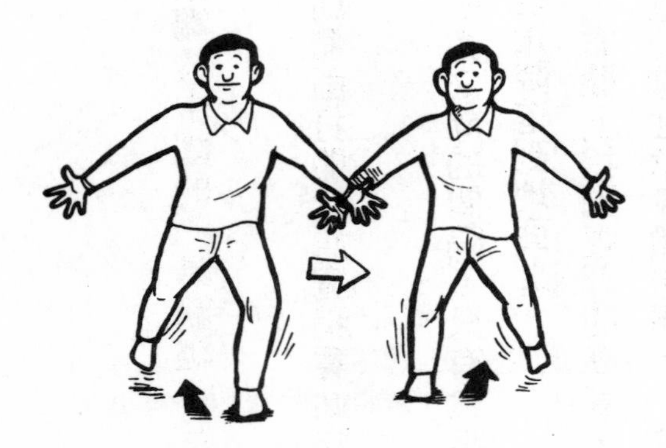

③手掌朝向正面，好像跛腳似地朝後退半步。
④退後 10 步後，按照①的要領前進。
⑤反覆做這個動作。

標準時間
2 分鐘

⊙大鶴的姿勢

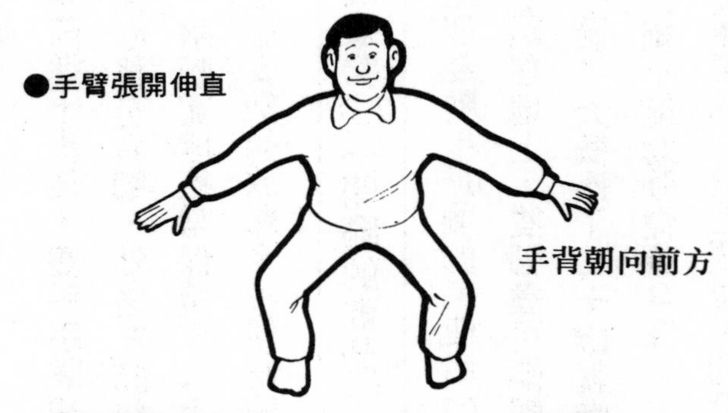

①腳打開比肩寬稍寬，腳尖平行，膝如圖所示彎曲。

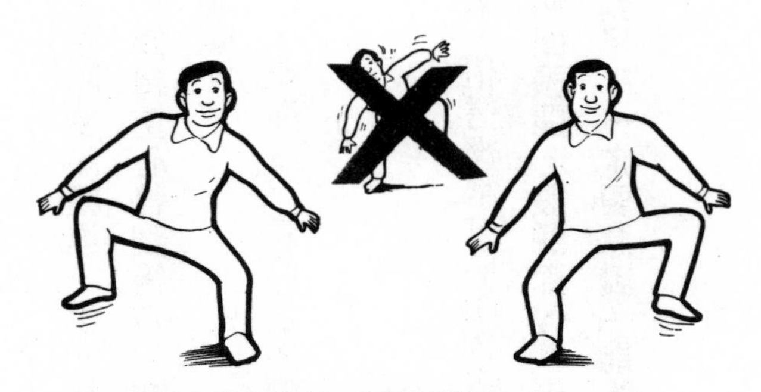

②膝上抬三秒鐘，靜靜還原。
不可像相撲選手以腳跺地似的用力踩地面。

標準時間
2 分鐘

③右腳→左腳→右腳→交互進行。
注意保持頭的高度穩定。

④其次，同樣的左膝抬高，在前方一步處著地。反覆做以上的動作，大約前進十步。

⑤前進十步後，雙手手掌朝前，左腳依序後退十步。後退時，首先左膝伸直、重心移至右腳，然後左腳後退，同時重心移到後方。左腳腳跟及腳尖同時著地，兩腳寬度經常保持在二步的間隔。

這個姿勢能放鬆全身僵硬的肌肉，使血液、氣的循環順暢。

基礎姿勢③「開腳的姿勢」

這個姿勢也是瑜伽所使用的方法，相信經常去瑜伽教室者都知道吧！

手趴在地上，雙腳盡可能朝正側面張開。股關節較軟者，能張開成橫一字形，不過，大概過了二十歲就辦不到了，一定要意識「能張開盡量張開」的原則。但絕不能勉強傷害身體。

最重要的，就是要張開的意識。

此外，膝絕對不能彎曲。因曲膝便無法產生效果。

⊙開腳的姿勢

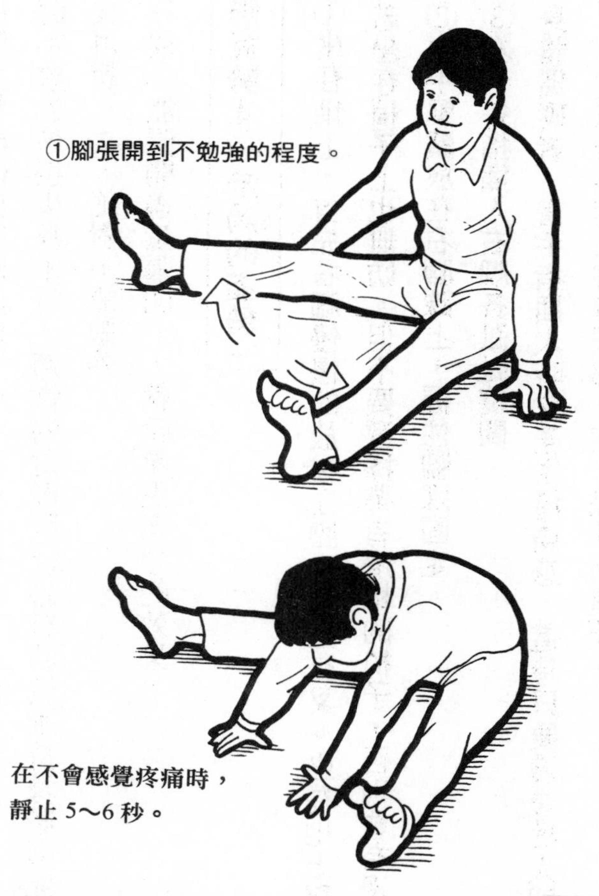

②不要停止呼吸，不要曲膝，上身往前倒。
③保持這個倒下的姿勢，然後慢慢還原。

標準次數
5次

這個姿勢能使僵硬的肌肉柔軟，同時刺激內分泌腺，調整荷爾蒙的平衡。荷爾蒙不論過多過少都不行，適當的荷爾蒙分泌有助於維持身體機能。

我再說一次，絕對不能勉強。

只要「能張開盡量張開」，就能產生充分的效果。

基礎姿勢④「漩渦的姿勢」

①坐在地上，首先右腳慢慢的放在左腳大腿上交叉。坐在地上覺得痛苦的人，若坐在椅子上也無妨。但不要選擇帶有滑輪的椅子，否則會有滑倒之虞。

②右手緊緊放在右腳踝上，握住腳踝固定。

③左手各指插入右腳各趾趾縫間。

身體僵硬者，當手指插入時會產生疼痛感，這時只要淺淺插入即可。習慣以後，一定要深深插入腳趾根部，這一點非常重要。

④腳踝朝右、朝左各繞十次。意識到「盡可能大而慢地繞」。

⑤①至④結束後，換腳做同樣的動作。

腳有六條重要的經絡流通。如五十九頁圖所示，最後到達腳尖，然後再回到身體的中心。繞腳踝能一次刺激六條經絡，使體內氣的流通恢復正常。

而左、右腳各做一次這個姿勢也無妨。

基礎姿勢⑤「從太陽那兒得到能量的姿勢」

①腳打開如肩寬，雙腳平行。白天朝向太陽、夜晚朝向月亮的方向挺直背脊站立。彎曲手腕，手帶到肩膀前方。這時手和手之間打開如肩寬，兩邊手掌相對。右手握拳。

②吸氣、慢慢地伸直背部。同時雙手朝正上方上抬。這時視線朝上。想像「左手指尖吸收太陽（或月亮）的能量」。

③一邊吸氣，慢慢地挺直背部。同時雙手朝天上上抬。

④停止五秒鐘。自然呼吸。

⑤慢慢吐氣，同時回到①的姿勢。

①至⑤反覆做五次即可。

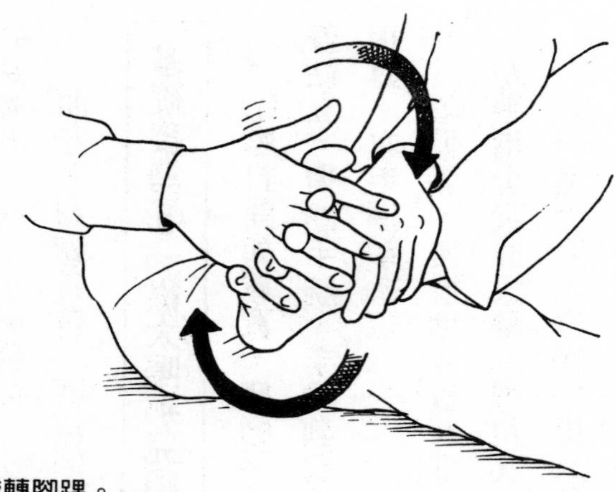

②用手旋轉腳踝。
秘訣是要大而緩慢的旋轉。

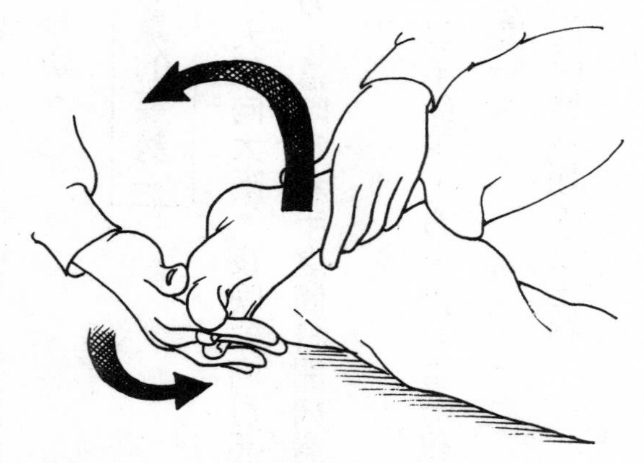

③旋轉 10 次以後，相反方向也要轉 10 次。

標準時間
單腳 1 分鐘

⊙漩渦的姿勢

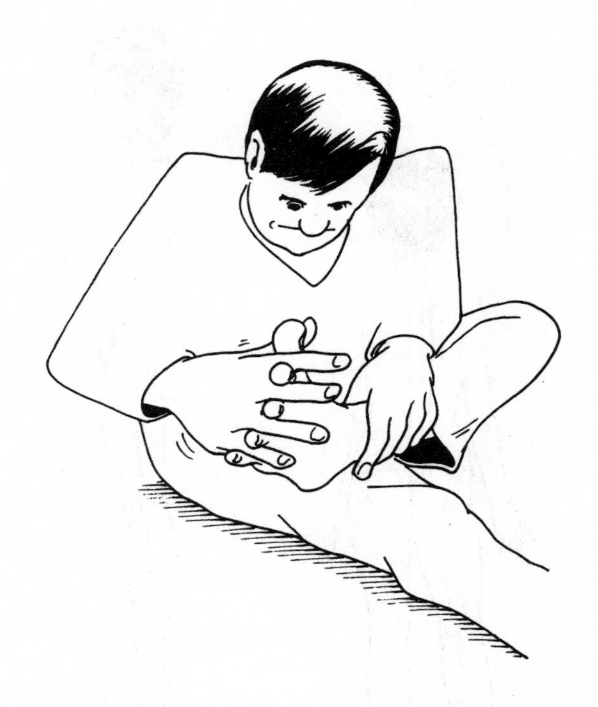

①腳置於大腿上，手指塞在腳趾趾縫間。

手指無法塞在腳趾裡面的人，可以用手捏住腳趾。

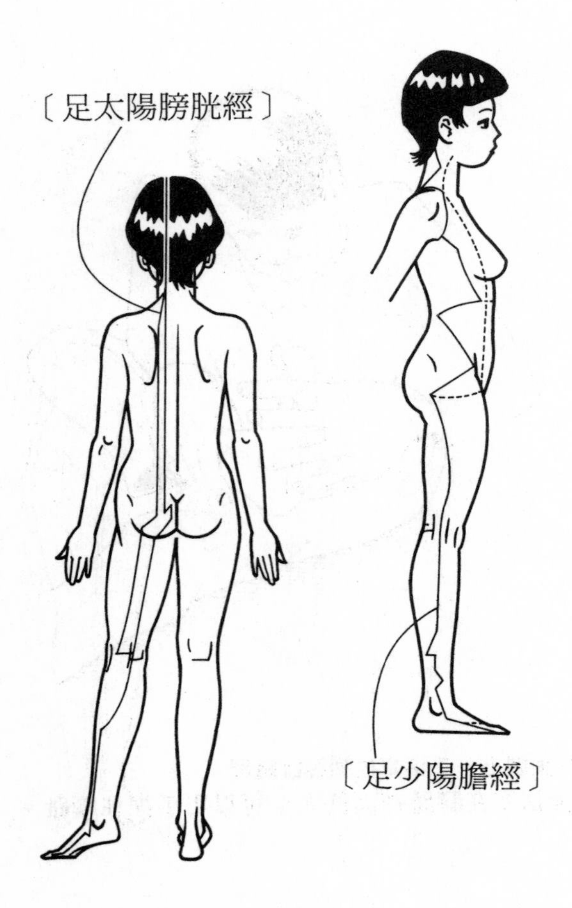
〔足太陽膀胱經〕
〔足少陽膽經〕

⊙通過腳的主要經絡

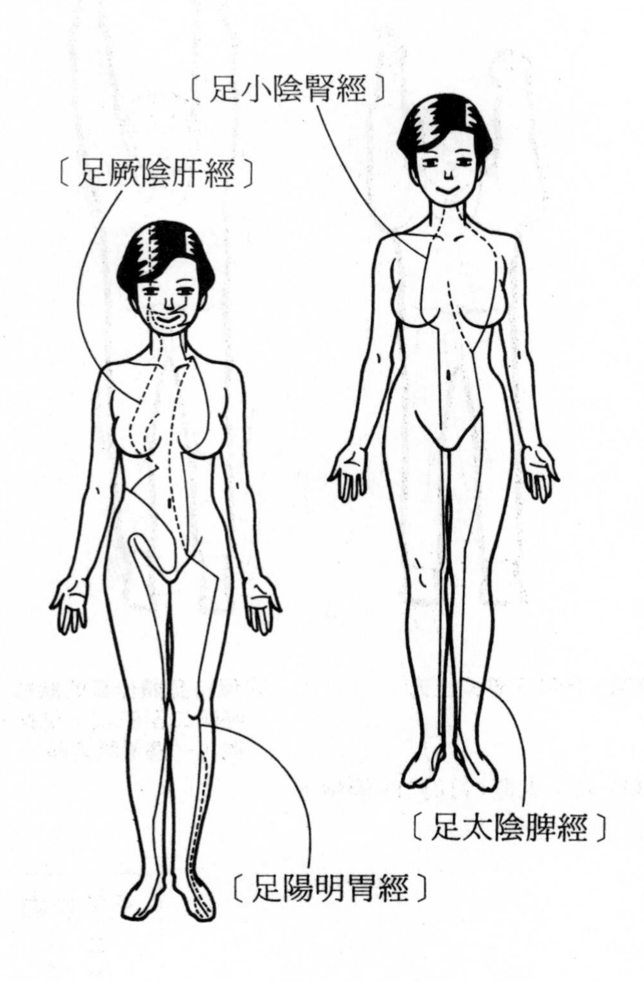

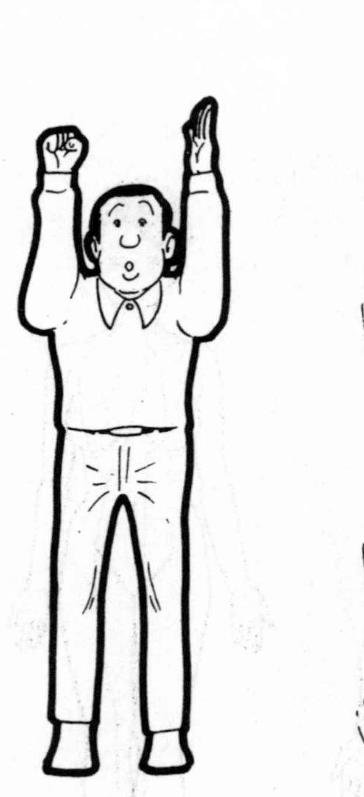

②吸氣，同時手伸向上方。

③保持身體伸直的狀態，自然呼吸二至三次，然後一邊吐氣，一邊還原姿勢。

想像吸收了太陽(月亮)的能量。

標準次數
5次

⊙從太陽處得到能量的姿勢

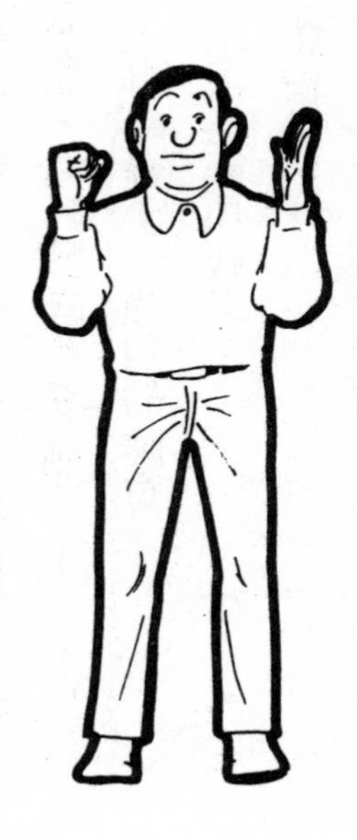

①腳打開如肩寬。腳尖平行，放鬆全身的力量。

手掌相對，右手握拳，左手張開，伸直手指。朝著太陽(或月亮)升起的方向進行。

為什麼左手要張開而右手握拳呢？因為能量是由左進入，由右出去。故右手握拳以避免能量跑掉。

每天持續進行以上五大基礎魔法姿勢，能使體細胞活性化，持續數週便能創造健康的基礎。

較快者持續四至五天，就會出現以下的症狀：

①流汗量增加，尤其腳底容易流汗。

②想睡覺，有時會產生強烈的睡意。

③容易流眼淚，眼屎較多。

④覺得身體倦怠。

⑤身體發燙。

⑥以前疼痛的舊傷或手術的疤痕產生疼痛感，會發熱。

⑦眼睛充血，產生輕微的疼痛感。

⑧容易放屁。

⑨排出宿便。

以上的症狀，就是氣存體內循環的證明，把它想成是體內的大掃除即可。當然這些症狀是暫時性的。

有了這些經驗後，接著來臨的便是清爽的感覺。「哦，體調變好了。」就是這樣的感覺。

若到了這個地步就已不錯了。

氣循環全身、體內細胞活性化、積存在體內的老廢物陸續排出，證明你的身體正一步一步號地接近健康。

最理想的辦法，就是在據說對身體好的負離子較多的大自然中進行。也就是在海岸或森林中、瀑布邊進行較好。

但若實行起來較為不易，那麼在家中或公司裡安靜的場所也不錯。

此外，這次的魔法姿勢，在以下的條件下盡可能不要進行：

・正午十二點。這時的大氣最污濁。

・半夜熄燈的室內。

・雷鳴時。

・濕度較高時。
・發燒時。
・非常疲倦時。
・剛吃完飯後、泡澡前後或飲酒時。
・風易鑽入的房間。

此外，若「因為忙錄而無法做五種的人」，做一、二種也可以，選擇適合自己的姿勢，盡可能每天持續進行。

當然效果因人而異、各有不同，不敢斷言說「在幾天內」會有效，但無論是任何人，都能出現氣開始活性化的效果。

在不勉強的範圍內實行魔法姿勢，絕對沒有害處。一定要慢慢的、慢慢的增加時間和次數，更能提升效果。

第二章 不使當天的倦怠殘留的速效姿勢

〈肩膀痠痛、腰痛……〉

——討厭的煩惱消失，想要活動身體

速效姿勢的效用

能夠展現最高的自然治癒力

魔法姿勢的目的，是為了治療用過各種的治療及健康法都無法治好的常年罹患之疾病。藉由防止細胞老化使身體活性化，而將人類原有的自然治癒力活用至最大限度，從身體的根本得到健康。

當然長久以來感到痛苦的身體異常症狀，需要花較長時間來改善，故一定要對此抱持著相當大的覺悟之心。十幾年來的宿疾，不可能在一、二天內完全治好，相信各位讀者都能了解這一點。

有些讀者雖沒有什麼慢性症狀，可是上班族在公司坐辦公桌，主婦因家事而暫時出現肩膀痠痛、腰痛的現象，這種人非常的多。而魔法姿勢對於這些暫時症狀也會產生很好的效果，而且能對當時的身體異常立刻產生速效性。

本章先為各位介紹一些速效魔法姿勢。

一天的疲勞完全消除

天與地的姿勢
橫夾腳趾

「疲勞無法去除。」
「總覺得不舒服。」
你是否經常這麼說呢？
年經時，只要睡一覺疲勞就會煙消雲散，但現在即使睡得很好，疲勞卻無法去除，休假日連外出的力氣都沒有，只好待在家中無所事事……。我想這樣的人應該很多吧！
隨著年齡的增長，恢復能力也愈來愈差，因此疲勞容易積存。而使用這個魔法姿勢，能避免疲勞積存，且當天的疲勞當天就能去除。
在此介紹以下二種魔法姿勢。
下班後或家事告一段落後，花五分鐘來實踐吧！

天與地

①兩腳平行打開如肩寬，放鬆站立。情緒穩定，意識集中於丹田。
②放鬆手臂的力量，左手朝上伸直，手掌朝上。右手朝下，手掌也朝下。
③想像好像用左手將上面的空氣往下壓，而用右手將下面空氣往上推似的移動手。
④做一分鐘之後，手再做相反的動作一分鐘。習慣以後可做十分鐘以上。
這個姿勢藉著雙手上下壓，能挺直背脊、去除肩膀的痠痛，從指尖到全身的氣循環順暢，有助於消除疲勞。除此之外，這也是對於精神安定、肩膀痠痛、眼睛疲勞、高血壓等非常有效的姿勢。

橫夾腳趾

①坐在椅子上或地上都可以
首先將右腳腳踝置於左腳大腿上，用右手固定腳踝，而左手手指用力夾腳

各趾指甲側面。

通常腳趾會感覺疼痛。用所能忍受最大疼痛的強度夾。

②左腳踝置於右腳大腿上，用左手固定腳踝後，同樣的使用右手手指用力夾腳趾指甲側面。

如圖所示，腳趾為主要經絡的折反點，若刺激這個部分，便能使全身的氣循環順暢，讓身體活性化，消除一天下來所積存的疲勞。

但在此必須注意的一點，就是不要給予強烈的刺激。因強力刺激會使肌肉收縮、抑制身體的機能。必須在所能忍受的強度下進行。若有充裕的時間，連手指甲也可加以刺激，更能提升效果。

先前提過氣容易停滯於身體末端，藉由雙手雙腳的刺激，不但能提升效果，更能讓氣的循環順暢，這一點相信各位都能了解。

最好養成泡澡後，就寢前做「橫夾腳趾」這個動作的習慣。

③上方的手朝上，下方的手朝下推擠空氣，曲伸手肘。
持續一陣子後，就會感覺到兩邊手掌的氣。

開始進行後看著上方。

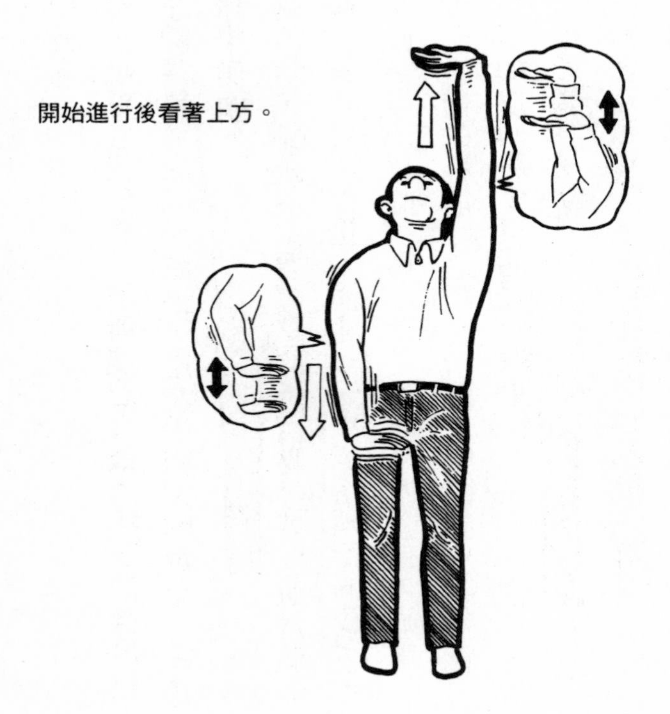

④持續三十秒鐘後，左、右手交替

標準時間
2 分鐘

⊙天與地的姿勢

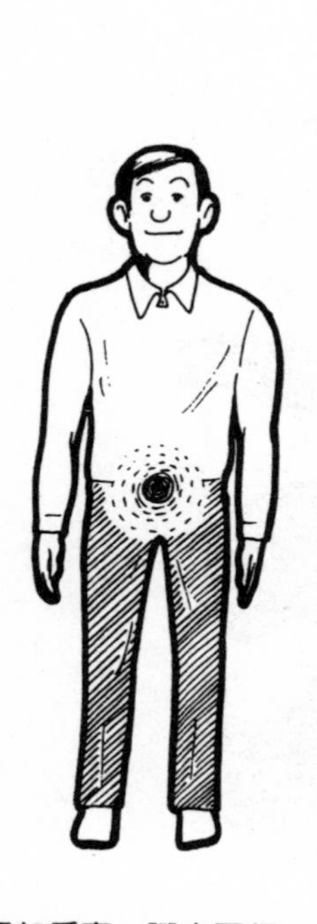

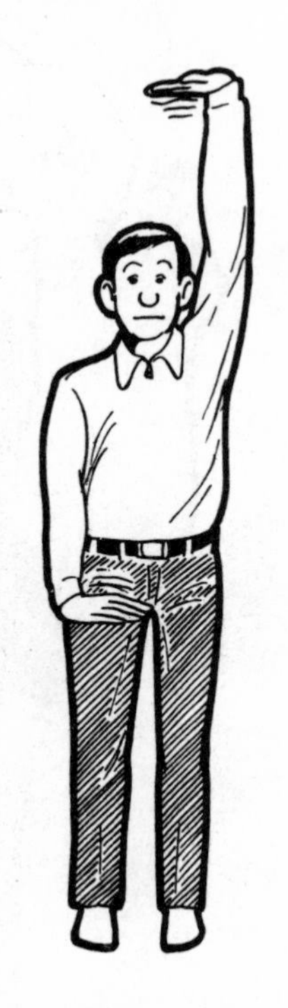

①腳打開如肩寬、腳尖平行。放鬆全身的力量，意識集中於丹田(肚臍附近)。
想像血液集中在丹田的樣子，較易集中意識。

②左手朝上，右手朝下，手腕呈九十度。這時，左手手掌在上，右手手掌朝下。

⊙橫夾腳趾

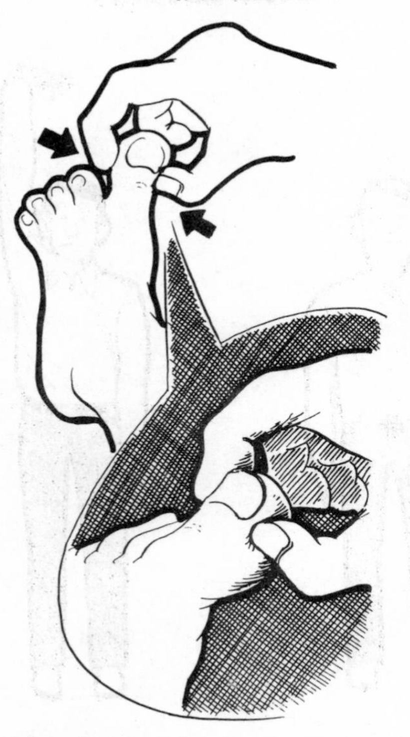

①用手指甲按壓腳趾根部兩側到「痛到舒服」的狀態為止。
②全部腳趾都要進行。手指也進行會更有效。

標準時間
1處10秒鐘

雷的姿勢
啄木鳥的姿勢
倒退走

我們經常觀賞電視上職棒的比賽。雖然會關心場內的交戰情形，但對於監督及教練的表情與動作也很感興趣。

不論是表現出焦躁情緒的監督，抑或壓抑住焦躁的情緒，至少在表情上做出開心樣子的監督，都讓人看不膩。雖然表情上裝出很快樂的樣子，但腳卻洩露其焦躁的一面，也就是不斷地抖腳。

每當看到這個畫面，我就覺得職捧監督是容易積存壓力的工作，因此對他們深表同情。大概只需擔任一年監督，頭髮便轉為花白，甚至還有胃穿孔的情形。而抖腳與我所提倡魔法姿勢的「啄木鳥的姿勢」有關。

東方醫學也將焦躁視為一種氣的異常表現，為氣到達頭部後便停滯的狀態。藉著抖腳能使停滯於頭部的氣循環全身，至少也能壓抑焦躁的情緒。

雖不是每個人都有過這種經驗，但若工作沒做好，或該打電話來的客戶尚未打來，在等待時就會感覺非常焦躁，是否便會抖腳呢？

這也可解釋為人類與生俱來的防禦本能

雖然抖腳能幫助大家壓抑焦躁的情緒，但不算是很好的消除法，在此有一非常好的魔法姿勢。

雷的姿勢

①雙腳打開如肩寬平行站立

②輕輕曲膝，意識集中於丹田，身體稍微往前傾。視線朝向前方。

③雙手在前方交叉。

④保持這個狀態，手腕輕輕地朝上下直向抖動，這時的秘訣是以手腕為支撐點，好像用菜刀切菜似地抖動。反覆幾十次後，左、右手臂互換，交互進行。放鬆肩膀的力量，秘訣在於要運用手腕的力量。

⑤習慣之後，漸漸加快振動的速度。至少二分鐘。長時間進行更有效。

⊙雷的姿勢

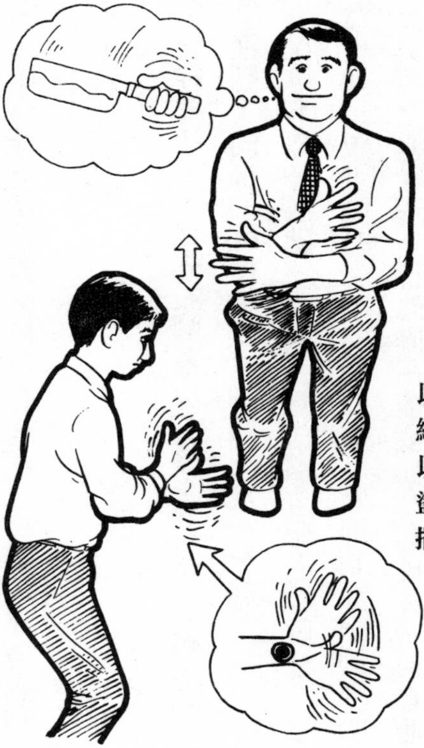

以手腕為支點朝縱向擺盪。不可以手肘為支點擺盪或手腕朝前後擺盪。

①腳打開如肩寬，腳尖平行，曲膝，稍微前傾站立。
想像用菜刀切菜的樣子。

②進行 30 秒鐘後，左、右手交替。

標準時間
2 分鐘

從手交叉的姿勢到振動手，這種細微的振動能直接安定精神。

包括手臂在內，上半身血液循環順暢，減輕心臟的負擔。血液與淋巴液的循環順暢，能調整自律神經的功能，長時間保持精神穩定的狀態。這個「雷的姿勢」，不僅能抑制焦躁，同時也能消除肩膀痠痛及眼睛的疲勞。

啄木鳥的姿勢

①坐在椅子上，首先右腳置於左腳上交叉，輕輕振動右腳腳踝。約一分鐘。

②換腳，同樣的輕微振動左腳踝。約一分鐘。

坐在車上輕輕振動，會讓人覺得很舒服而想睡覺，相信大家都有過這種經驗。這也就是說身體在一定的節奏下，能抑制交感神經的功能。

要哄嬰兒睡覺時，將他擺在搖籃裡左右搖晃，或身體很有節奏的上下搖晃之所以有效，理由就在於此。

這種「振動」，具有使人體放鬆的效果。當壓力積存時，腳踝會非常僵硬，若使用這兒所介紹的魔法姿勢，去除腳踝的僵硬，便能使全身的血液循環順暢。

倒退走

這也是對於壓力積存、焦躁有效的魔法姿勢。

焦躁感之所以無法壓抑的原因之一，就是自律神經平衡失調，也就是說交感神經與副交感神經無法充分發揮作用，在此為各位介紹調整自律神經的魔法姿勢。

選擇一個安全的場所實行為一大原則。

閉上眼睛，慢慢倒退走。距離從十公尺至二十公尺。只要這樣就夠了。

當然想找一個安心倒退走的環境，並不容易，如自然公園或休閒地較合適，以玩遊戲的感覺輕鬆進行。實際施行後，才得知這種「閉著眼睛倒退走」的動作，會產生一種相當大的恐懼感。這時你便會感受到人類真的是非常地脆弱。

但若持續這麼做時，很自然地就會調整自律神經的平衡。也就是說，能刺激以往因未使用而生鏽的人類與生俱來的野性本能，會對自律神經功能造成好的影響。此外，倒退走對於慢性失眠症也有效。

⊙啄木鳥的姿勢

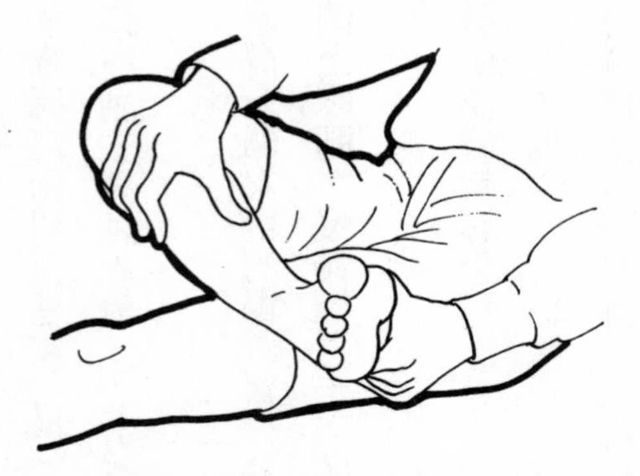

①單腳置於另一隻腳的大腿上。

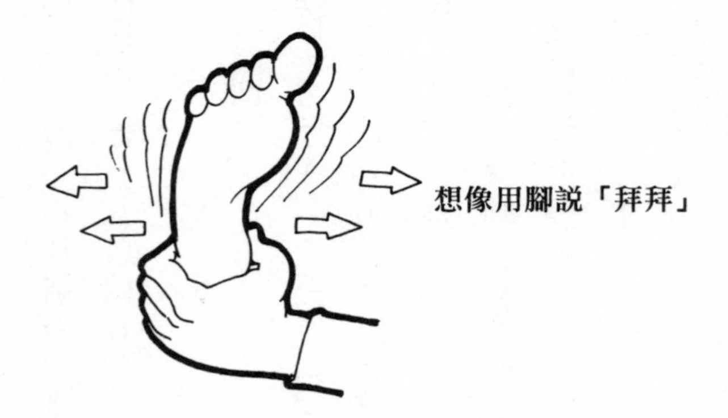

②牢牢固定腳踝，握住腳跟，以腳跟為支點不斷抖動腳。
③雙腳都要進行。

標準時間
單腳 1 分鐘

⊙倒退走

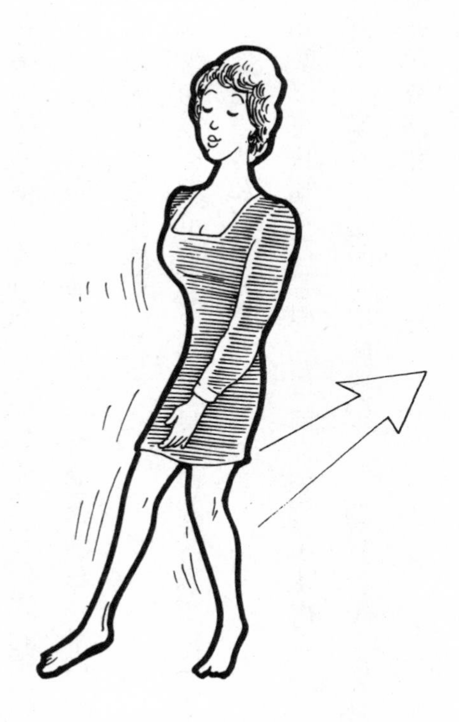

①閉上眼睛以普通速度倒退走10至20公尺左右。
即使感到恐懼也不能張開眼睛。
選擇安全的場所進行。

標準的距離
10公尺以上

感覺壓力性胃炎時

指蹼的按摩
螺絲的姿勢

在第一線活躍的上班族，大約七成都有胃痛的經驗。不只是上班族，主婦或學生一旦壓力積存時，也有罹患胃炎的機會。不能將其視為暫時性胃炎而掉以輕心。

當壓力性胃炎不斷重複出現時，可能會誘發胃潰瘍或慢性胰臟炎。在此使用速效魔法姿勢來加以治療。

即使沒有時間，在等車的月台上感覺焦躁得不得了。雖然焦躁，但車子依然遲遲不肯進站。這時可以放輕鬆，一邊實行魔法姿勢，一邊等待，則胃痛現象便能逐漸緩和。

指蹼的按摩

在手指與手指間有「指蹼的部分」，用相反手的拇指與食指指腹夾住指

⊙指蹼的按摩

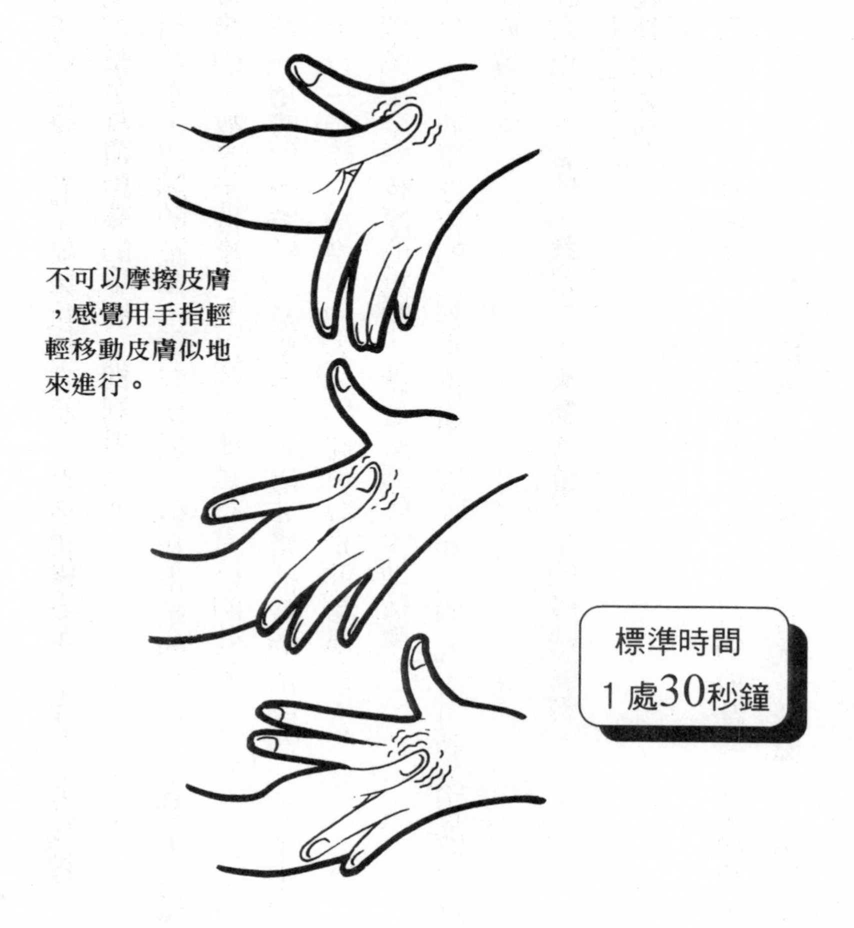

①輕輕按摩手指間的指蹼部分，若連腳趾趾蹼也進行，則效果倍增。

蹼，輕輕的按摩。右手結束後換左手，然後再換右手，左右交互揉捏。能調整全身荷爾蒙的平衡，抑制胃炎。

不只是手，連腳的趾蹼也需要揉捏，但在車站的月台上，是不可能脫下襪子來按摩的。故光是按摩手的指蹼，便具有充分的效果。

這個「指蹼的按摩」，是東南亞各國非常流行的治療法，甚至中國還有專門為人進行「指蹼的按摩」的人，因此可說是非常風行。

這個魔法姿勢按摩的重點，就是必須輕柔地按摩。

此外，對於慢性胃弱、經常胃痛、胃不消化的人，可刺激胃的經絡，使胃的功能恢復正常。

這時值得一試的，就是接下來為各位介紹的魔法姿勢。

螺絲的姿勢

看前面三十五頁的圖片所介紹腳的各趾，可得知拇趾對肝臟與胰臟，第二趾、第三趾對胃，第四趾對於膽囊，第五趾對於膀胱、腎臟、生殖器會造成影響。

故胃弱者特別需要刺激第二、三趾，實際上，胃不好的人這兩趾大都非常僵硬。也就是說「氣」最容易積存的腳的末端，有氣停滯的現象。

人體諸器官會相互影響，若胃不好，並非只有刺激胃的經絡即可。因此要以第二、三趾為主，所有腳趾都需給予刺激。

▼刺激右腳時，用右手緊緊握住右腳腳踝，按照圖的要領，左手拇指將食趾、中趾朝左右繞。繞拇趾時，要用手的拇指和食指做成環，牢牢握住根部旋轉，而其他各趾則用手的拇指、食指和中指捏住轉動。

▼治療慢性胃弱，第二指（食指）、第三指（中指）及其他各指的刺激比例為二比一。也就是說，若其他各趾繞五十次，第二、三趾至少要繞一百次。

同樣的，當感覺其他器官異常時，則以對應該器官的腳趾為主，大致以二比一的比例，給予所有腳趾扭轉刺激。

⊙螺絲的姿勢

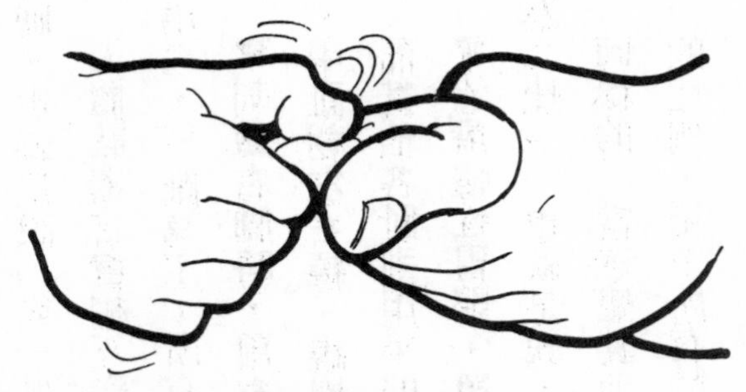

①用手捧住腳趾，每一根都慢慢地用力繞。
②繞 10 次以後，再朝反方向繞 10 次。

用手的拇指和食指夾住腳趾的中間。

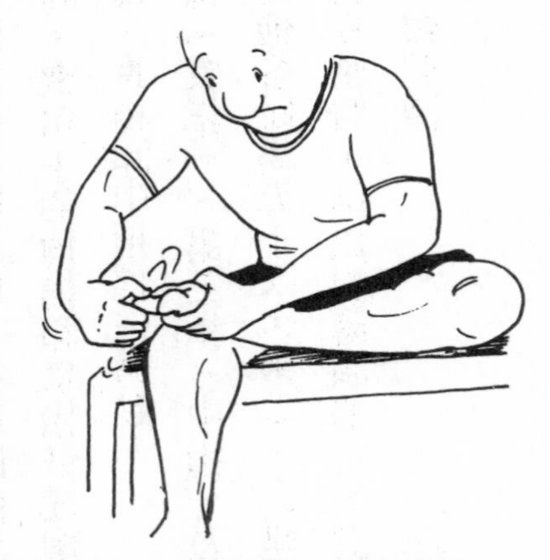

胃不舒服時，第二與三趾要比其他各趾多繞二倍的次數。

標準的次數
第2、3趾繞100次
其他各趾繞 50次

使沉重的肩膀放輕鬆

瑜伽的頸部姿勢
肩井穴的按摩

想在現代工作量旺盛的上班族中找出肩膀不痠痛者，是一件很困難的事。

坐在辦公桌前用功或集中精神工作，通常為三十至四十分鐘。過了這段時間後，腦神經會開始疲勞，全身的血液集中於腦，然後出現肩膀和頸部痠痛、打呵欠等疲勞狀態。

這時光是茫然的坐著休息，無法去除肩膀及脖子的痠痛。此外，就算敲打、揉捏肩膀和頸部，也不能去除痠痛。

此時便要實行以下的魔法姿勢。

瑜伽的頸部姿勢

這個姿勢很簡單，且具有速效性，一定要試試看。

做法不論是站或坐皆可，只需放輕鬆。然後用下巴好像慢慢地在寫8這個字。只要如此即可。

依肩膀痠痛的程度，可花一或五分鐘來進行，只要覺得肩膀非常輕鬆就好了。大致為一分鐘。

肩井穴的按摩

最近由於東方醫學的風行，大家對於穴道皆深表關切。人體中有數百個穴道。刺激穴道能治療其所對應身體的不良部分。穴道是具即效性的點，但有些部分仍需持續每天進行治療。

本書所介紹的穴道，是具速效性且治療效果較高者，也就是治療師之間稱為「萬能穴」或「優等生穴」的穴道。

其中之一就是對於肩膀痠痛有效的「肩井穴」。經常聽人說「找不到正確的穴道所在」，因此只要用以下的方法找尋穴道，加以刺激，便能得到充分的效果。

①找尋在頸部後方凸出的骨（第七頸椎）與肩骨最高處正中央附近。

②四根手指成鉤子型按壓附近。這時自然能刺激肩頸穴。

③以「雖然有點痛但覺得很舒服」的強度按壓三十秒。花十秒鐘休息，然後再以相同的強度按壓三十秒。至少反覆進行五次。若是這樣仍無法消除肩膀痠痛，就再進行五次。

不管按壓任何穴道，都要感覺「雖然有點痛，可是覺得很舒服」。若程度太強，則刺激便不具任何意義，希望各位能了解這一點。並不是強的程度就很好，這一點在「橫夾腳趾」處就已敘述過。感覺輕微的疼痛，但因穴道刺激而覺得很舒服，故漸漸放鬆力量。

所以「感覺有點疼痛、覺得很舒服」，也就是「痛到舒服」的狀態，為最理想的穴道刺激。

如此一來，便可去除肩膀痠痛的現象。

⊙瑜伽的頸部姿勢

①放鬆肩膀的力量，慢慢地、大大地繞脖子，
好像用下巴寫「8」一樣。

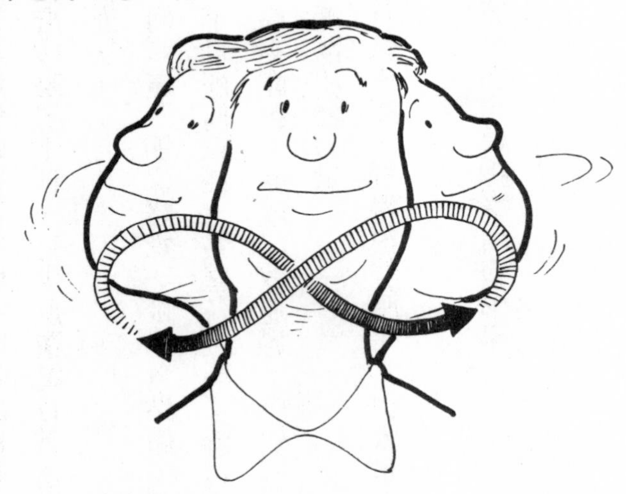

②繞 10 次後，以相反方向再繞 10 次。

標準時間
1 分鐘

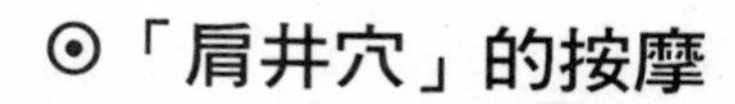

⊙「肩井穴」的按摩

手彎曲呈鉤子型，用四根手指按壓也有效。

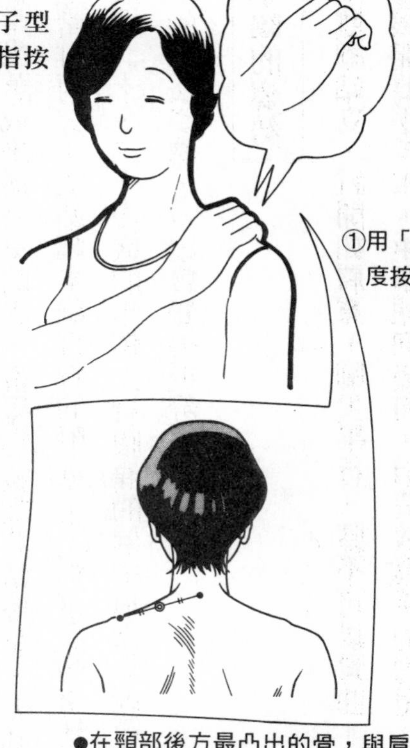

①用「痛到舒服」的強度按壓「肩井穴」。

●在頸部後方最凸出的骨，與肩膀最高的骨的中間部分(◎的記號)。

標準時間
按壓30秒，放開10秒
進行5次

去除腰部的倦怠感

小鶴的姿勢
曲池穴的按摩

經常坐著或坐辦公桌的人，會覺得腰部非常倦怠。尤其下午坐在辦公室的椅子上常打呵欠，或站起來敲打腰的附近——經常看到這樣的情形。

最近二十、三十多歲的年輕人有腰痛的例子很多。感覺腰疲勞時，趕緊實行以下的魔法姿勢，一定會覺得很舒服。

小鶴的姿勢

①雙腳站立，打開如肩寬，腳尖平行。膝不可以彎曲。

②張開雙手手指，手掌朝向後方，但要放鬆手的力量。

③雙手維持原狀（但要放鬆肩膀的力量），單腳從地面上抬約十公分，著地時好像輕踩著腳原先所在的位置一樣。這時注意不可以曲膝。想像自己好像站在平衡木上的姿勢，慢慢進行。

④左右各進行十次，手掌會發紅，且覺得有點刺痛，這就是全身氣旺盛循環的證明。只要持續二分鐘即可。光是這樣便能充分產生效果，若還要提升效果，只要保持這個姿勢朝前後移動即可。

⑤著地時腳朝前踏出約半步。大約走十步。

⑥改變手掌的方向，按照相同的要領後退十步。前進時手掌朝後，後退時手掌朝前。不要忘記這個原則。

這個「小鶴的姿勢」除了去除腰的疲勞外，也能治療因腎功能衰弱而導致的全身疲勞、性慾減退，以及眼睛的疲勞等。

曲池穴的按摩

對於腰暫時的疲勞，可刺激「曲池穴」來加以去除。

①曲膝，如插圖所示形成皺紋。

②手指按壓皺紋的延長線，找尋好像陷凹處般深深凹陷的部分，這就是曲池穴。

⊙小鶴的姿勢(應用)

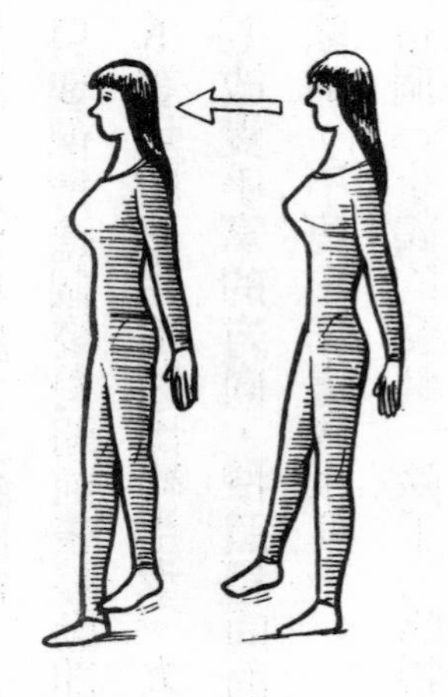

①按照「小鶴」的要領，一腳前進 10 步。手背朝向前方。

②手掌朝向前方，一腳向後退。

③後退 10 步後再前進，反覆做這個動作。

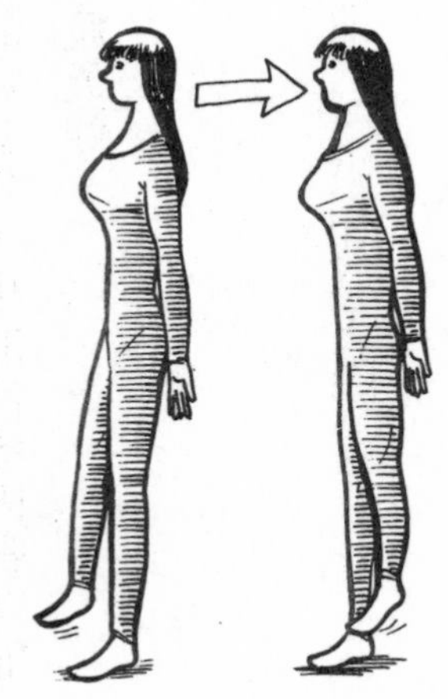

標準時間
2 分鐘

⊙小鶴的姿勢

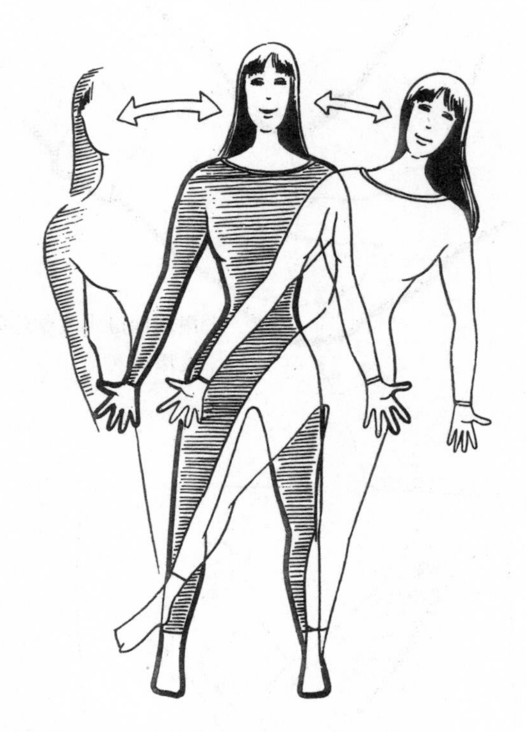

①腳打開如肩寬，腳尖平行，放鬆站立。
　手掌朝向前方，手臂稍微張開。
②上身不要彎曲，身體慢慢朝左右移動，腳距離地面十公分左右
　想像鐘擺或機器人的樣子。
●右→左移動時，一個動作花 4 至 5 秒鐘來進行。

標準時間
2 分鐘

⊙「曲池穴」的按摩

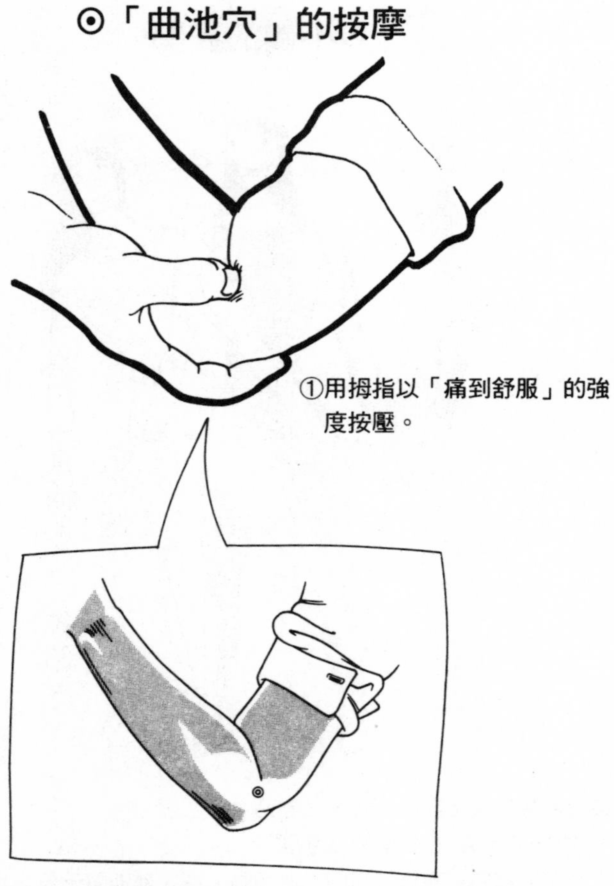

①用拇指以「痛到舒服」的強度按壓。

彎曲手臂時，在皺紋延長上的陷凹處。

標準時間
按壓30秒放開10秒
進行5次

③給予這個穴道「疼痛舒服」的刺激。

按壓三十秒，休息十秒，持續五至六次，就能緩和腰痛，覺得腰很經鬆。若腰依然產生不適感，再做相同的動作五至六次。反覆進行到腰覺得輕鬆為止。

曲池穴是「手陽明大腸經」所說的十二經絡（十二經脈）之一。始於手的食指，通過肩到達大腸。而其支流與眼下方相連，故具消除眼睛疲勞的效果。

腰的疲勞放任不管，容易成為慢性腰痛，屆時便很難治癒。故盡可能不要持續一直站或一直坐的姿勢較好，但有時因工作或家事，不得不勉強而為時，若使用「小鶴的姿勢」及「曲池穴」的按摩，一定有所助益。

一直站著，覺得倦怠、疼痛的腳能恢復元氣

三里穴的按摩

有一位四十多歲的男性來到我的治療院，為某食品公司的營業員，很喜歡打棒球，每星期日都會到棒球場或郊外的河邊當棒球裁判。

當棒球裁判只能得到一些交通費、便當和飲料而已，一場比賽大約二小時，必須一直站著。在賽季時，從早到晚大約有三場比賽，因此屬於重勞動工作。

當然，他裁判的能力很好。

因為若稍不留心欠缺集中力而判錯的話，對方就會對他提出強烈的抗議，若非真正喜歡裁判工作，恐怕會無法勝任。

「我真的非常喜歡棒球，自己也想打棒球，但我的技術不好，故只能當裁判。」

他苦笑的這麼說著。

他對我訴說腳的倦怠感。當裁判時，可能是因為緊張的緣故，並不覺得倦怠，但從第二天開始到過幾天，都有倦怠感，連工作都受到阻礙。

「既然會對工作造成阻礙，那還是不要當裁判好了。」當我對他提出建議時，「醫師啊！請不要奪走我星期天的快樂。」他這麼說。於是我介紹「三里穴的按摩」給他。

三里穴的按摩

①用手指抵住膝蓋下方，會發現有兩個凸出的骨。（參照插圖）

②以兩個凸出的骨連結線為底邊，畫一正三角形。

③畫出三角形的頂點便是三里穴。

④給予這個部位舒服的疼痛刺激按壓。此外，能在超市購得的灸治用具，用來做三里穴的灸治也有效。

這以往就是著名的去除腳疲勞的速效穴，江戶時代各個旅站，便經常準備三里穴灸治的灸治用具。

灸治三里穴，腳便能產生力量，使原本張開的脛骨和腓骨的間隔變得狹窄，

⊙「三里穴」的按摩

①用手指以「痛到舒服」的程度按壓「三里穴」。

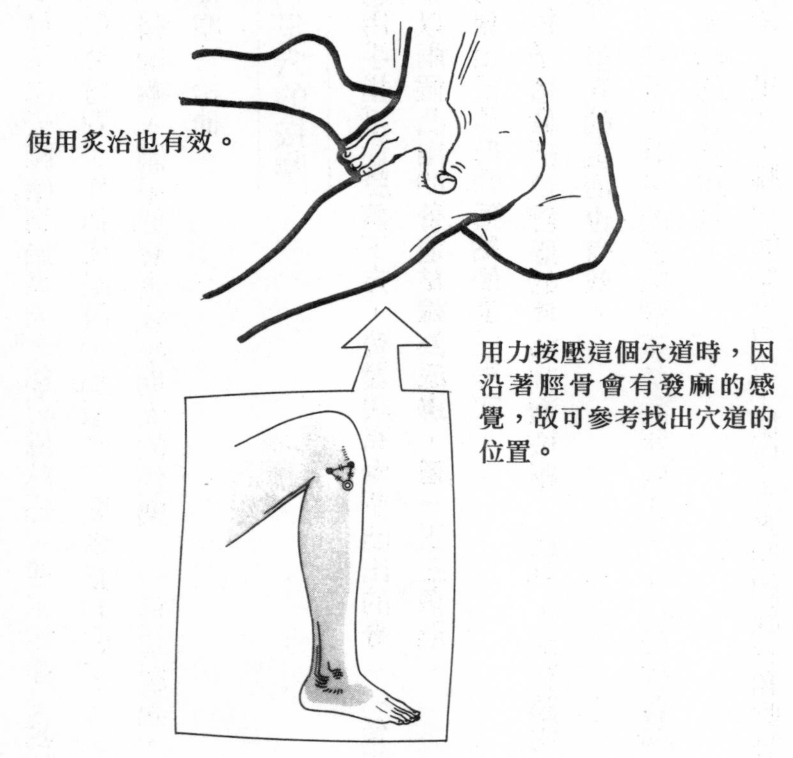

想發現「三里穴」，首先要找出膝下方外側兩個凸出的骨，以這兩個骨的連絡線為底邊，畫一正三角形的頂點(◎的記號)。

標準的時間
按壓30秒，放開10秒
進行5次

血液循環順暢。綁腿，腳也不會覺得疲倦，理由便在於此。

對這位喜歡當裁判的四十多歲男性而言，星期天的早上都要按摩三里穴十至十五分鐘，而且要持續一週才行。

從腳的倦怠感中解放出來，現在於郊外的河邊大喊「出局」「安全上壘」，享受當裁判的樂趣。

消除眼睛的疲勞，覺得神清氣爽

風池、養老穴的按摩

因文字處理機及ＯＡ的普及，讓工作效率飛快提升，但另一方面，文字處理機症侯群、ＯＡ症候群等各種疾病也成為嚴重的問題。其中最麻煩的便是眼睛疲勞的問題。

凝視較細的畫面一小時，眼睛的確會感到疲勞。嚴重時甚至會產生頭痛的現象。

這時便要使用能立刻發揮效果的「風池」「養老」穴的按摩。

上班族或ＯＬ、兒童們，都必須實踐我在此介紹的姿勢。

因看電視、看漫畫或打電動玩具、上補習班，導致最近孩子們的生活型態變成過度酷使眼睛的型態，沒有任何一件事是對眼睛好的。最近戴眼鏡的孩子也增加了。

本來兒童並不需要魔法姿勢，但配合時代的需求，連孩子也需要魔法姿勢。

酷使眼睛及假性近視的對策，便是先前所介紹的雷的姿勢，為非常有效的姿勢。

刺激自律神經，有助於消除眼睛的疲勞，且細微振動也能直接對視神經的調整機能發揮作用。

風池、養老穴的按摩

風池是在耳後凸出骨的內側。這個穴道在「足少陽膽經」的經絡上，為最後會連接到眼睛內側的經絡。

養老則是在手腕凸出骨、手臂側的部分。自古以來便是著名的對眼睛有效的穴道。

事實上，若眼睛不好的人按壓此處，會產生一種跳痛感。

這是對眼睛疲勞、假性近視等具有極佳效果的穴道，對於兩處都要給予「感覺舒服的疼痛」刺激，便能防止視力減退。

⊙「風池穴」的按摩

①用手的拇指以「痛到舒服」的程度，按壓「風池穴」。

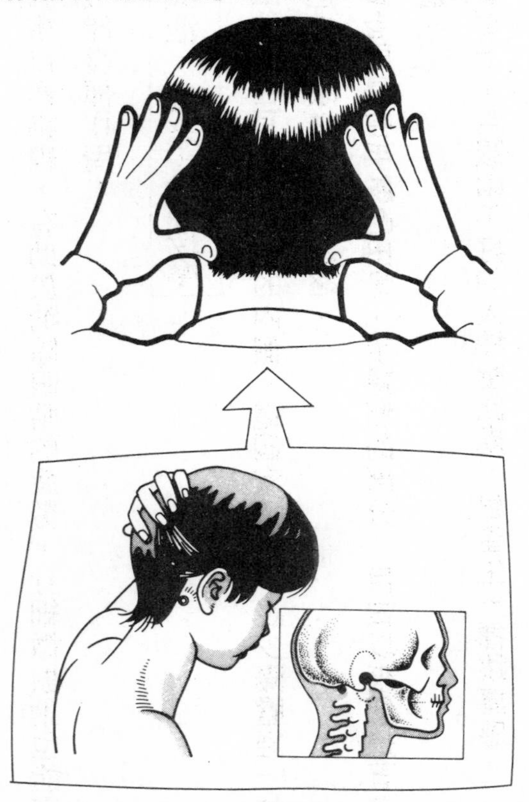

●「風池」是在耳內凸出骨後方的部分。

標準時間
按壓30秒，放開10秒
進行5次

⊙「養老穴」的按摩

①用自己的手指，以「痛到舒服」的程度按壓「養老穴」

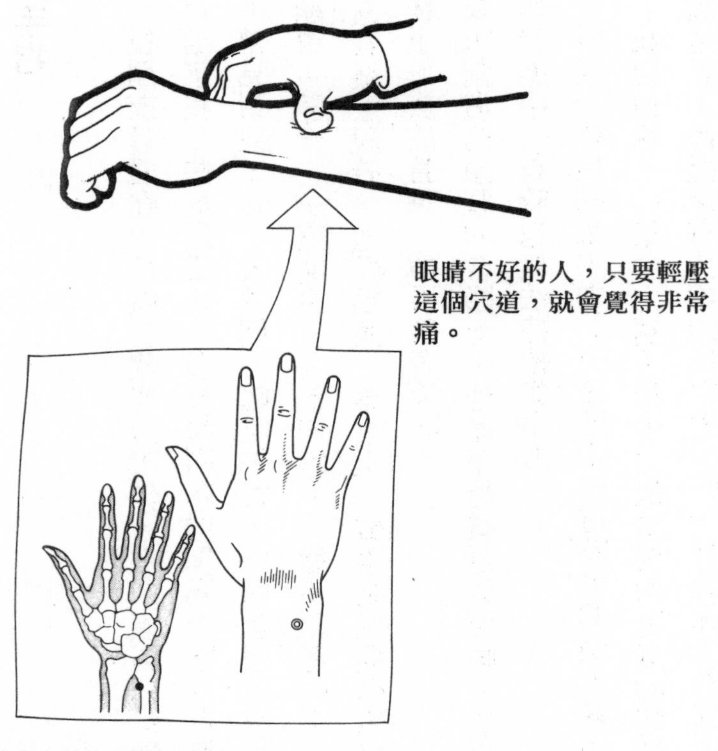

眼睛不好的人，只要輕壓這個穴道，就會覺得非常痛。

手腕凸出骨後方陷凹的部分。

標準時間

按壓30秒，放開10秒

進行5次

提高意識、提升集中力

橫夾手指

我有一位朋友H君在大型廣告代理店工作，他的頭腦非常敏銳，對於我的工作，他也給了我一些很好建議，但有時因太過忙錄，兩人皆無暇連絡。

好久不曾見到他，有一天我們一起吃午餐，「你怎麼這麼忙啊？」我問。「唉呀！開會，開會，一直開會。」他回答。「微不足道的會議，還不如睡覺好了。」當我這麼說時，他點點頭。事實上，雖眼睛張開但意識卻沈睡著，這也算是一種上班族的智慧，他再度苦笑。

但在要求創造的頭腦的會議上，他並不能讓意識熟睡，故身心的狀況並非保持在最佳狀態中，有時也無法持續集中力。

「請告訴我一些提高集中力的方法吧！」這時他的臉上露出認真的表情。

於是，我對他說：「集中力啊！集中力最重要的是氣的問題。只要全身充滿氣，不論是誰，都能擁有持續的集中力。」「拜託你！教我方法吧！」

當然，甩手或吸收太陽能的方法能使體內的氣充實，但在辦公室無法辦到，且在會議中進行時，恐怕會讓人大皺其眉。

於是，我傳授他可在會議中進行的魔法姿勢，那便是「橫夾手指」。

橫夾手指

電影片名已被我遺忘，只記得片中主角在開會時，在桌子下面偷偷做這個姿勢。（咦！歐美也有人知道這種姿勢嗎？）

令我感到非常佩服，因此我深深記得這一幕情景。橫夾手指便是用另一邊手的手指用力夾各指。

指甲的側面正好是經絡的折返點。刺激此處，便能使氣流通順暢，身體活性化。

身體活性化，頭腦功能自然旺盛，能使得茫然的頭腦再度敏銳地運轉，湧現集中力、思考力。

如此方便的姿勢，其做法也非常簡單。

首先用相反手的拇指和食指（中指）輕輕豎立指甲，用力按壓手指根部側面，直到稍微感覺疼痛為止。等一邊手的手指完全結束後，再換手進行。因為是在桌子下面進行，故可反覆進行數次。

原來是脫掉襪子，對腳做同樣的刺激比較有效，但在會議中不可能脫掉鞋襪。因此光是刺激手便能充分產生效果。

如此一來，能提高對會議的集中力，並趕走睡意。

不論是橫夾腳趾或橫夾手指，刺激這些部分能使全部的經絡活性化，與其喝在街頭巷尾充斥的健康飲料等，倒不如藉此消除頭腦的混沌、身體的疲勞，這也是上班族必須要有的姿勢。

此外，若是像「企畫會議」這種要求有好的構思能力的會議，就要以七比三的比例，將比重置於左手的刺激上較好。

企畫能力以左右腦而言，為右腦所掌管的領域。大家也知道右腦與左手有關，這是經由最近的大腦生理學實際證明的事實。

也就是說，藉由刺激左手手指來刺激右腦，就能引出企畫能力。

⊙橫夾手指

①用「痛到舒服」的程度，按壓手指根部兩側。
②所有手指都要進行。

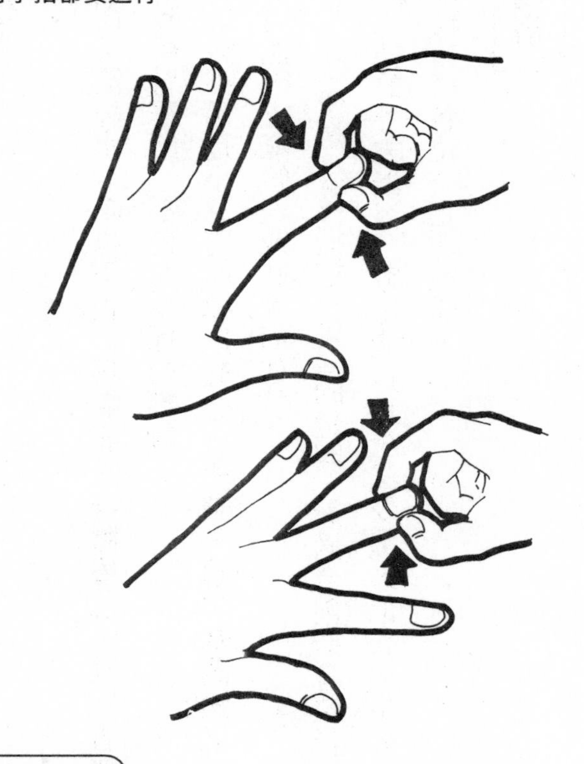

標準時間
1 處10秒

治療一感冒就拖得很久的感冒症狀

芥末湯浴

睡不著卻又流鼻水、咳嗽不止、喉嚨痛、身體倦怠，且一直無法痊癒。相信上班族一到感冒季節，都會有這樣的經驗。

不要認為只不過是小感冒而掉以輕心。所謂「感冒為萬病之源」，一旦罹患感冒，就可能因支氣管炎或肺炎而住院。

感冒治不好，便是身體抵抗力衰退的證明。最適合創造身體抵抗力的方法，就是以下要介紹的芥末湯浴。雖不能算是魔法姿勢，但若只是輕微的感冒，一定會輕易好轉，請各位一定要試試。

芥末湯浴

準備市售的芥末粉二大匙、水桶，和連膝以下都能浸泡到的溫水（四十度左右）。

⊙芥末湯浴

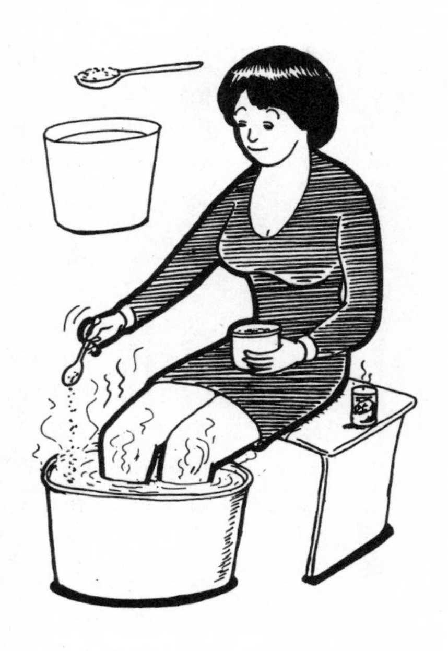

①準備好連膝以下都可以泡到水的容器和水，放入一至二大匙市售的芥末粉。一桶水放一大匙芥末粉(放太多腳會刺痛，必須注意)。
②單腳或雙腳放入其中，等到腳覺得溫暖時即可停止。腳放入芥末湯中，同時喝熱咖啡或熱檸檬汁更有效。

標準時間
2 分鐘

首先，將芥末粉放入裝入水的水桶中，充分攪拌後，腳放進其中即可。

最好雙腳一起浸泡，若容器沒有這麼大，單腳浸泡也無妨。時間大致為二分鐘。兩腳一起浸泡二分鐘，或右腳二分鐘、左腳二分鐘。

浸泡後腳會覺得溫暖，且會因芥末粉的作用而覺得刺痛。這時便可把腳抬起。一旦血液循環順暢，體內的抵抗力自然強化。

此外，在泡腳的同時，可飲用熱咖啡或熱檸檬汁，讓身體容易溫熱，大量流汗，促進身體的新陳代謝。然後立刻把汗擦掉，去除身體的水分，便立刻鑽進被子裡，第二天感冒自然痊癒。

但是，喝酒後或胃不舒服時，以及罹患高血壓症、腦血栓的人，還有腳受傷、皮膚較弱的人，最好不要進行這種「芥末湯浴」。

第三章

〈消除失眠、增強精力……〉

使消耗的體力更新的活力姿勢

——刺激末梢神經使身體逐漸活性化

活力姿勢的效用

「荷爾蒙平衡失調」的理由

「疲倦無法消除。」

「總覺得身體不舒服。」

這些慢性疲勞，若以西方醫學方對症療法來治療，則無法完全去除。光是依賴西方文明、過於方便的日常生活，或因藥罐子而造成的藥害，還有最近成為問題的全球的環境污染，再加上日積月累的壓力……。

因此你體內經絡上氣的循環停滯。一旦氣的循環不順暢，你就會經常覺得：「疲勞無法去除。」「總覺得身體不舒服。」

為了消除這個問題，你現在該怎麼辦才好呢?

答案就是將你頭腦的頻道切換到將身體視為一大系統的東方的想法上。

魔法姿勢健康法能讓你崩潰的身體機能平衡，讓整個身體活性化。

前面曾介紹過「五大基礎魔法姿勢」，能使身體所有的細胞恢復年輕，去除慢性疲勞，而本章則是介紹這些姿勢的應用篇。

也就是配合部位治療慢性疾病的姿勢。

但必須記住，雖說是「部位」，可是仍然要調整整個身體的平衡，故不可能具有立刻有效的速效性。

只要有耐心地持續進行，一定有效。

你的身體從體內開始更新，去除疲勞和疾病的根源，當然需要花一些時間。但體調會逐漸好轉，這種舒適的感覺，是沒有任何東西可以替代的。

隨著年齡的增長，人的內臟諸器官會逐年衰弱。衰弱的狀況和加齡的關係如以下所示，首先要知道自己的器官究竟處於何種狀態下，一定要牢牢地把握住這一點。

●胃

從十歲到二十歲為止最強，三十歲開始逐漸老化。

●腸

同樣的，從十歲到二十歲最強。過了二十歲後逐漸老化。

●肺

三十歲開始肺活量慢慢減少，到了八十至九十歲的肺活量，與最盛時相比減少了三十%。

●腎臟

將三十歲左右與八十歲左右的腎功能比較時，八十歲左右的功能為其二分之一。

●血管

血管機能從十歲到二十歲為止最強，三十歲開始老化。四十歲時的機能與最盛時相比衰退十五%，過了五十歲以後的人，血管急速脆弱。

●神經系統

各神經的傳導率以四十歲為交界，其後開始衰退。也就是說，從這時起會有自律神經失調症。

●性能力

以四十歲為交界開始衰退。

●皮膚

二十至三十歲時最紮實，四十歲開始急速老化，六十歲時與最盛期相比，會惡化二十％。

●視力

以四十歲為交界，對明暗的適應力開始減退，視野逐漸狹窄。

●聽力

五十歲時機能逐漸下降。

●骨骼

二十至三十歲時最強。六十歲時與最盛時相比，會脆弱十五％。

●身高

過了三十歲以後，每年會縮短〇・二公分。

●跟腱

六十歲時衰弱期為最盛期的二十％。

●智能
四十歲時開始急速減退。

以上所介紹的是隨著年齡的增長、各器官機能的相關情形，當然也具有很大的個別差異。

即使沒有顯著的自覺症狀，但藉由「O環測試」，便可得知自己的各器官目前處於何種狀態下。

可以請同伴協助，手抵住自己的脈，檢查一下自己的身體有無不良的部分。

即使沒有同伴，也有一個自己能進行的健康狀態的診斷。

這就是東方醫學中稱為「望診」的方法，藉著臉色和臉部的表情來觀察健康狀態。

「這是理所當然的是嘛！」

也許你會這麼想，但是當你照鏡子觀察自己的臉色時，發現臉色不好，是否該謀求一些對策呢？

像這類的「望診」的確是很好的經驗，而你自己也該學會這種經驗。根據古代中國書籍的記載，其重點仍然在於經絡，這就是東方醫學實際診斷時所應用的技巧，且精準度相當地高。為各位具體列舉利用臉的診斷方法。

●額頭

當肝臟異常時，額頭看起來是烏黑的。而女性的額頭出現斑點，是壞的徵兆。

●鼻子中央

鼻子中央部容易長腫疱或疙瘩的人，疑似慢性胃炎。此外，感冒開始出現時，也會有相同的症狀。

●唇

唇的色澤不好或出現紫色時，表示心臟異常或貧血等現象。

●眼瞼

若是非常疲倦，到第二天早上時，眼睛大都會腫脹，一般而言，眼瞼腫脹或浮腫，是心臟病或腎臟病的前兆。

●眼睛的大小

若左右眼的大小不同，較小的眼睛表示該一方的腎功能異常。

●頸部

當胃有毛病時，頸部朝左彎曲，呈現左肩朝下的狀態。相反的，頸部朝右彎曲時，則表示右肺或肝臟、腸出現異常。

●耳

耳的血色不良時，疑似腎臟障礙。

由此可知，當人類的身體過了某個年齡時，的確會開始老化。這是人類的宿命。

事實上，有許多人看起來比實際年齡還要老。我就看過三十多歲的人身體卻像四十多歲，四十多歲的人像五十多歲……。那麼，你的實際年齡與身體年齡是否一致呢？

答案應該是「ＮＯ」吧！

先前談及過，現在只要一個按鈕就能辦好任何事，不使用自己的腳便可移動到任何地方。

如此一來便加速老化的進行。因為人類原本就是要活動身體，才能維持健康。

所以要利用「魔法姿勢」健康法，有效地自然活動身體，重新拾回氣與荷爾蒙的平衡，便能遏止老化的進行，保持健康、年輕的身體。

以下所介紹的魔法姿勢，便是基於這個想法而採用的姿勢。

這些姿勢並非在做的當天便能產生效果。不過一天至少要花二分鐘，每天很有耐心地持續下去，在不知不覺中，你最擔心的部分會變得很輕鬆，而且體調逐漸好轉。長期以來積存在體內的老廢物，要慢慢去除，並很有耐心地持續下去。

防止「從腳開始的老化」

不倒翁的姿勢　烏鴉的姿勢

股關節的按摩

相信大家都聽過「老化從腳開始」的說法吧！

事實上，有很多資料顯示出老化與腳的關聯性。

例如根據勞動科學研究所齋藤博士的調查，他以人類的肌力為主題，發現隨著年齡的增長，人類肌肉的力量會衰退，從二十至二十四歲為止的青年及從五十五至五十九歲的高齡者各一千人為調查的對象。

當青年群最大的肌力為一〇〇時，到底高齡者群為百分之幾呢？其水準的平均值以上半身和下半身（腳）來分別計算。

先來看上半身的數值，手方握力七十五％、曲臂力達八十％、背肌力七十五％。超過五十歲以後，上半身的肌力也不亞於年輕人。所以超過五十歲的男性，的確能從事不輸年輕人的勞力工作。但是看過腳的肌力資料，就可發現大腿的曲伸力為四十五％、腳彎曲力為三十八％，降到了一半以下。也就是說，上半身和下半身肌力的衰退，會造成很明顯的差距。

這是因現代人不常走路。故與實際年齡相比時，你體內的老化正不斷地進行。

在此介紹魔法姿勢健康法。

以下所介紹的「不倒翁的姿勢」與「烏鴉的姿勢」，具有恢復年輕的效果。

不倒翁的姿勢

①坐在地上，首先左腳伸直，將右腳踝置於大腿上。若連這個動作都無法做到，就表示腳的老化非常嚴重。尤其常見於中年男性。

這些人可用椅子來輔助。坐在椅子上，將右腳踝置於左大腿上，相信任何人都能辦到。

②用左手牢牢握住右腳踝，右手手掌朝地面慢慢地將右膝往下壓，然後「呼」一聲吐氣。這個動作反覆做十次。腳僵硬的人（這些人可能排尿不暢、

⊙不倒翁的姿勢

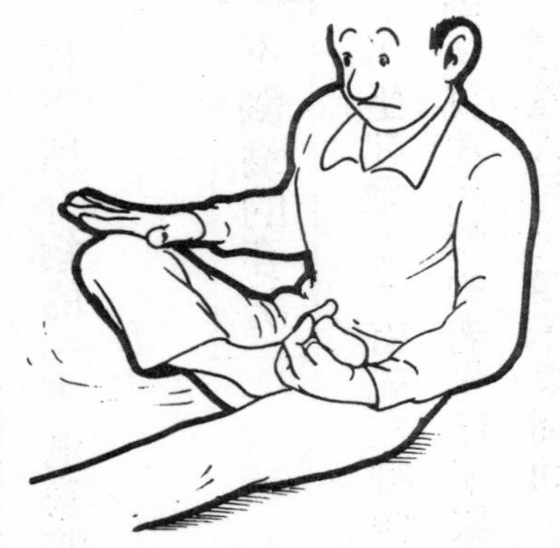

①坐在地上，伸直一隻腳，另一隻腳的腳跟盡可能拉向身體。

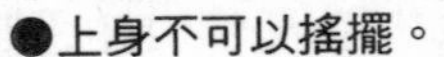

●上身不可以搖擺。

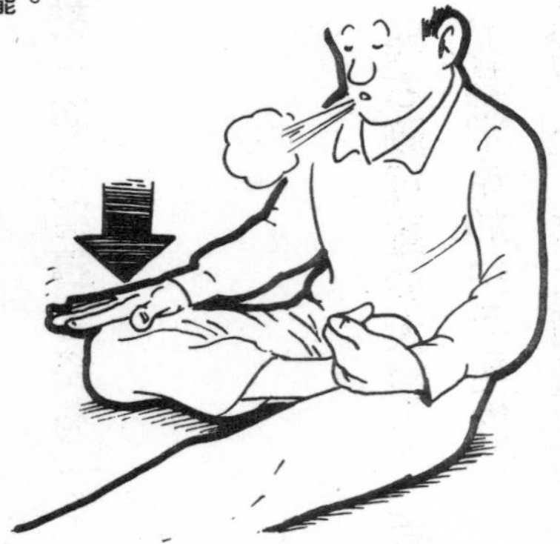

②用手輕輕地按壓膝，一邊壓膝一邊吐氣。

③雙腳都要進行。

標準次數
單腳10次

⊙股關節的按摩

①以股關節為主，沿股骨揉捏到膝為止。

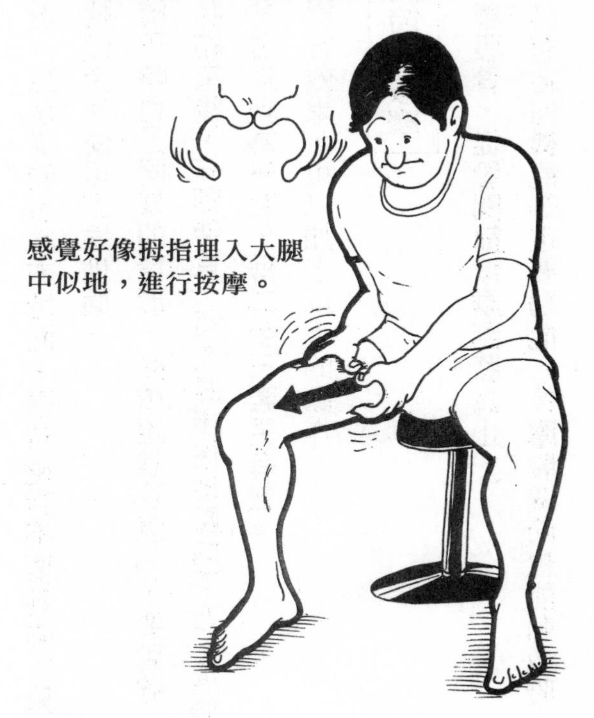

②雙腳都要按摩。

標準時間
單腳 1 分鐘

性能力減退）無法搆到右膝或地面，這時絕對不要勉強，只要按壓到適當位置即可。反覆做幾次便可到達地面。

使用椅子時也是同樣的情形，必須經常注意「不要勉強、適可而止」。

③右膝結束後，右腳伸直，將左膝慢慢地壓向下方。這個動作同樣做十次。

④以左右兩腳為一套，做二至三套更有效。

為了提升效果，可以加上以下的動作。

股關節的按摩

⑤沿著股骨，從股關節按摩到膝為止。

股骨具有造血機能等重要功能，按摩股關節也能刺激股骨。

烏鴉的姿勢

①站立，然後先蹲下來，盡可能在坐下之前落腰，而彎曲的大腿和小腿肚之間打開一些距離較理想。

⊙烏鴉的姿勢

①蹲下來，整個腳底貼於地面。

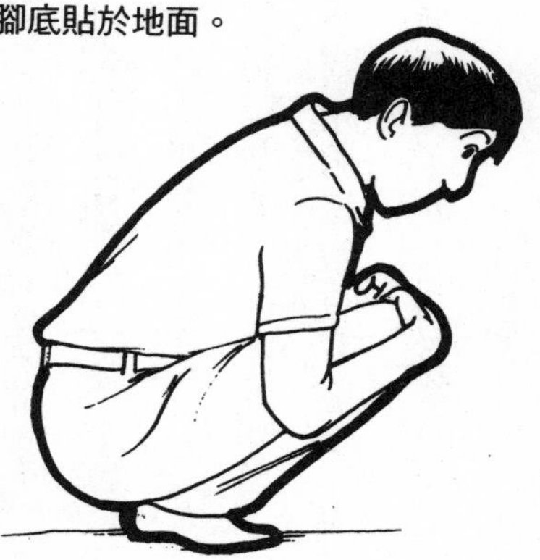

②用手抱住膝。

③保持這個姿勢不動。

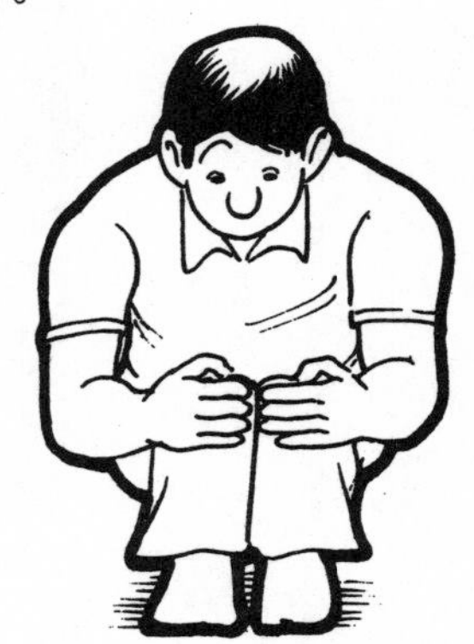

身體僵硬的人，也許無法做這個姿勢，腳跟稍微抬起或膝張開也無妨。

標準時間
1 分鐘

②雙手抱膝。保持這個姿勢二分鐘。

注意的要點則是雙腳腳底要貼於地面；雙腳不要張開，緊緊靠在一起，必須注意以上二點。

有些人兩膝無法完全貼合，或腳底無法完全踩在地面上而後腳跟抬起來，但這些都不用擔心。不要勉強，在自己能辦到的範圍內盡力去做。總之，一定要努力接近理想的姿勢。

最初只要進行一分鐘即可。

不要向較長的時間挑戰，例如今天一分鐘、明天一分十秒、後天一分二十秒，漸漸延長時間來進行。

跟腱的按摩
腳底腱的按摩

「最近沒有元氣」。相信很多人都聽過朋友這麼說吧！之所以沒有元氣，存在著各種因素，可能是因有煩惱的事情或肉體、精神的疲勞蓄積所致。有擔心的事情時，就必須盡力解決。在此所列舉的則是因肉體、精神的因素，導致沒有元氣時的解決法。

人體真的非常神奇，當疲勞積存、壓力過剩狀態時，腳容易變硬，尤其是腱的部分最容易變硬。

在此介紹兩個魔法姿勢。

跟腱的按摩

做法很簡單，採用任何姿勢皆可，總之，只要好像夾住跟腱似地輕輕揉捏。單腳一至二分鐘，雙腳都要進行。

⊙跟腱的按摩

用拇指、食指好像夾住似地來進行。

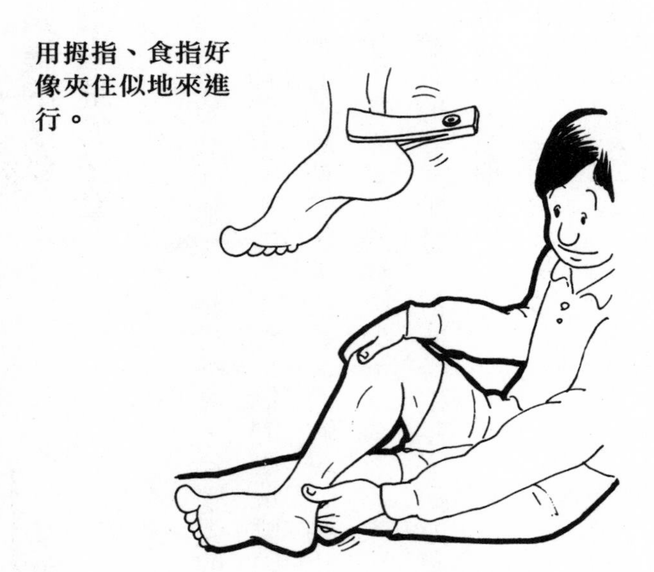

①用拇指夾住似地，充分按摩整個跟腱。

標準時間
單腳 1 分鐘

⊙腳底腱的按摩

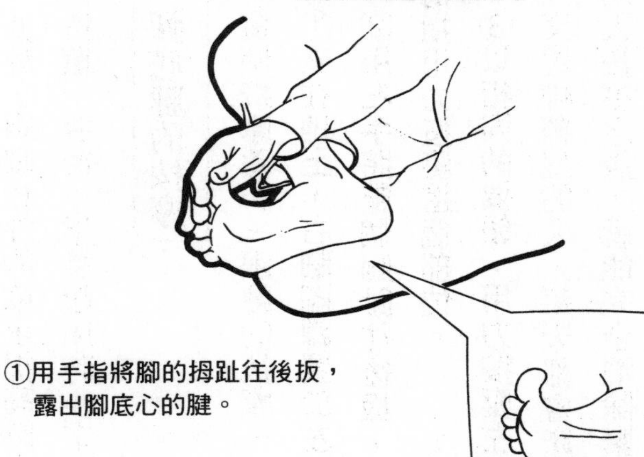

①用手指將腳的拇趾往後扳，
露出腳底心的腱。

用拇指從上輕輕按壓
揉捏腱。

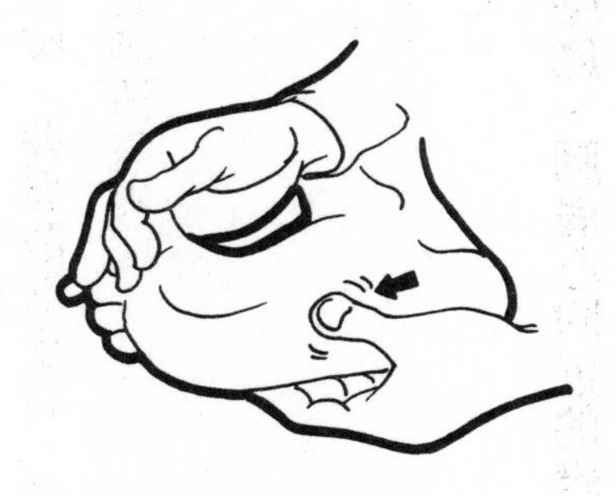

②輕輕揉捏腱。
③雙腳都要進行。

標準時間
單腳 1 分鐘

此外，跟腱在性的欲求提高時也會變硬。要發散欲求時，揉捏跟腱也有效。持續一週後，早晨起床時一定會感覺神清氣爽。

腳底腱的按摩

這個按摩要和「跟腱的按摩」一起實行。

①坐在地上，右腳腳踝置於左大腿上。

②用左手將整個腳趾往後扳，同時腳底、腳底心附近的腱浮在表面，用右手拇指用力按壓這個部位。

③以相同的要領，用力按壓左腳腳底腱。

交感神經型的人、每天都會產生緊張感的上班族等，這個部位會很硬，敏感的人按壓之後，就能完全消除緊張感，覺得很舒服了。

這表示已由交感神經型轉移成副交感神經型。

熊的姿勢
頸窩按摩

到瑜伽道場的第一件事，就是要用抹布擦地。而武術道場亦是如此。這並非只是為了清掃，而是基於健康的考量。

人類自古以來就和熊等動物一樣，是用雙手雙腳等四肢爬行的動物，而剛出生的嬰兒也依然維持這個原型。事實上，人一生當中所產生的荷爾蒙量，只不過有二至三匙而已，但它卻是維持生命、過著舒適生活所不可或缺的。

就好像女性能散發出美麗的光輝，如潤滑油般一樣存在著。這兒所介紹的魔法姿勢「熊的姿勢」，就是為了調整重要的全身荷爾蒙的平衡。

尤其古代的女性藉著用抹布擦地，一天有一定的時間內是用四肢爬行，即使是臨盆的前一天亦然，諸如此類的情形屢見不鮮。

現在由於家庭內吸塵器的普及，已經沒有趴在地上擦地的機會了。其實它非常簡單，在家中實行也不必在意他人的眼光。

所以一定要實行這個魔法姿勢。

熊的姿勢

沒有什麼特別的規則。但是如襪子、褲襪類要脫掉來做就比較有效。四肢爬行，毋需來回地爬，只要好像在擦地的動作就夠了。事實上，手腳是氣容易停滯的場所，同時也是會吸收充斥於外部的氣的場所。

因此若進行「熊的姿勢」，能夠吸收大量新氣進入體內。氣的循環順暢，自然能調整紊亂的自律神經。結果便使荷爾蒙順暢，分泌正常。

荷爾蒙分泌正常比起使用昂貴的營養霜，更能展現美容效果。

當然建議男性也這麼做。在自己的房間或屋子的走廊用四肢爬行，一週至少做一次，或是養成擦地的習慣也不錯。

頸窩（瘂門）的按摩

參考肩井穴的刺激法，用拇指以「感覺痛的舒服」的強度，刺激在後頭部的「頸窩（瘂門）」（參照插圖）。

具有美化肌膚的效果，同時能去除皺紋，使身體柔軟、恢復年輕。

⊙熊的姿勢

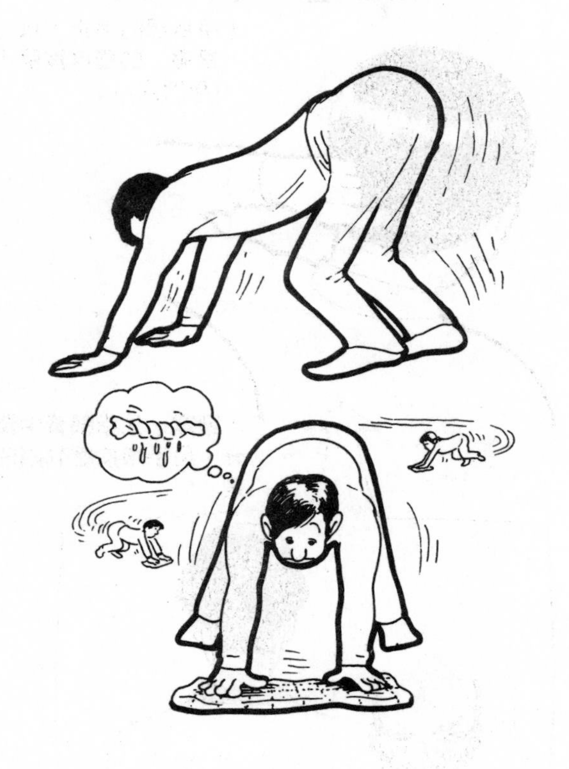

①以輕鬆的姿勢，四肢爬行來回走動。

●膝不可貼於地面。

若在家中用抹布擦地的話，兼具維持健康及掃除一石二鳥的功效。

標準時間
2 分鐘

⊙「頸窩(瘂門)」的按摩

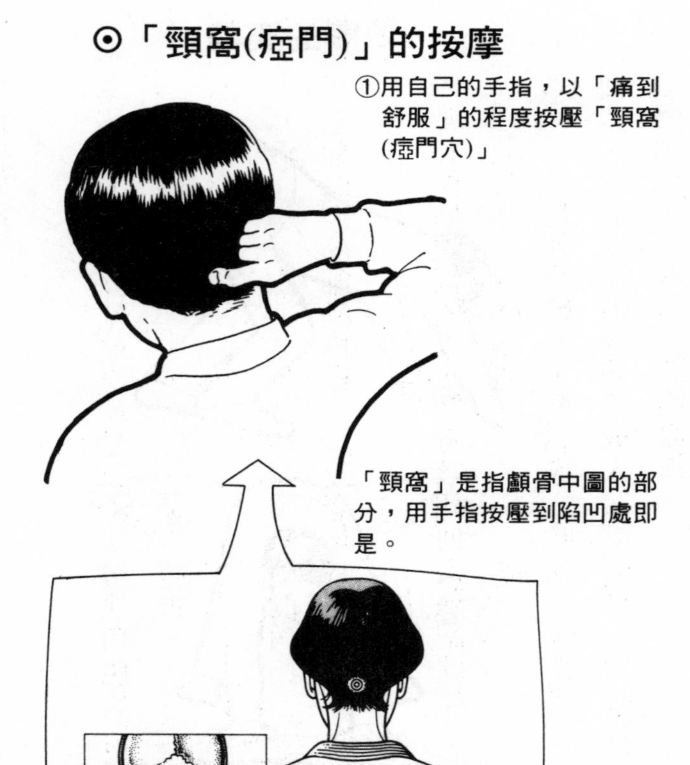

標準時間
按壓30秒，放開10秒
進行5次

嬰兒的姿勢
舒服的姿勢

美國名演員勞勃狄尼洛總是為了所扮演角色的需要，而必須增胖或減瘦，有時為了演出逼真老年人的角色，甚至拔掉一部分的頭髮，這些普通演員所辦不到的事，他卻都能做到。

十年前，他曾扮演過一個職業拳擊手的角色，不僅如此，他必須分別演出拳擊手全盛時期的帥酷模樣，以及老年時老態龍鍾的可憐樣，給予人截然不同的深刻印象。

因肥胖而感煩惱的人，究竟該如何消除肥胖呢？肥胖會對健康造成不良的影響，這是眾所周知的事實。

過胖不光是外觀難看，對心臟、肝臟、腎臟造成的負擔也很大，更是引起心肌梗塞、高血壓、糖尿病等成人病的關鍵，同時會對膝造成損傷。

這時出現了一些以下的瘦身法：

◎利用熱量的計算，限制飲食。

◎過度殘酷的斷食療法。

此外，尚有利用劇烈運動、美容療法、吃減肥藥等，不勝枚舉。但都無法長久持續下去，或是會產生副作用，有些甚至會縮短壽命。

為各位介紹一些安全又有效的姿勢，不但能調節身體的平衡，更能去除多餘的脂肪。

嬰兒的姿勢

仰躺，雙手雙腳盡可能往上伸直，放鬆力量，好像嬰兒般不斷抖動手腕、腳踝。

開始時也許做不到一分鐘，但至少要做二分鐘。

有元氣的嬰兒經常活動手腳，也就是在無意識中進行使氣循環順暢，提升生命力的動作。

這個姿勢也具有恢愎青春，使血壓穩定的絕佳效果。

⊙嬰兒的姿勢

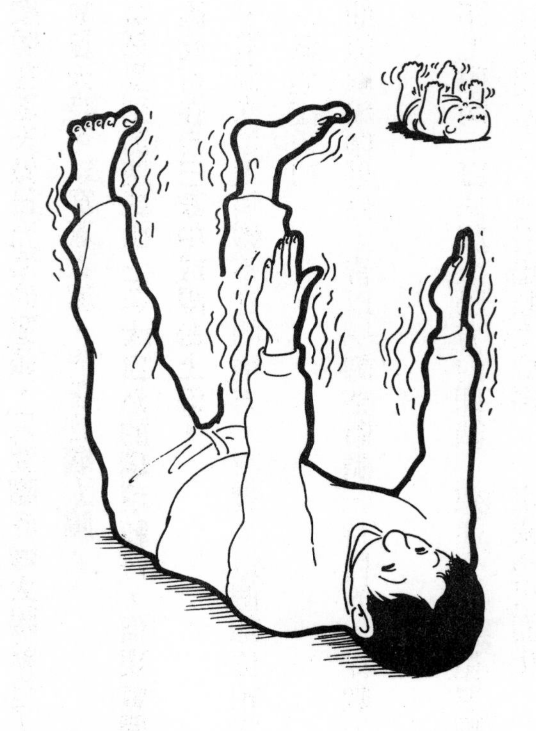

①仰躺，手腳往上伸。
②放鬆手腳的力量抖動。
想像嬰兒抖動手腳的樣子。

標準時間
1 分鐘

舒服的姿勢

按照在夏天做日光浴的要領，只要腳底曬太陽就行了。故夏天時可以穿著衣服，光著腳曬太陽。

當然是到海邊或山上等大自然的環境較好，但現實問題便是不可能每天出門，因此可在自己家中或陽台上做。

平常腳底是太陽曬不到的地方，事實上這個部位相當重要，是吸收生命能量——氣的出入口。

仙道或瑜伽世界，皆以「調整體調」為目的，從數千年前便實行腳底的日光浴。

閉上眼睛，腳底朝太陽方向仰躺，想像全身氣循環順暢的情形。但若在盛夏時長時間進行，會引起輕度曬傷，一定要適可而止。

⊙舒服的姿勢

①讓腳底直接曬到日光。

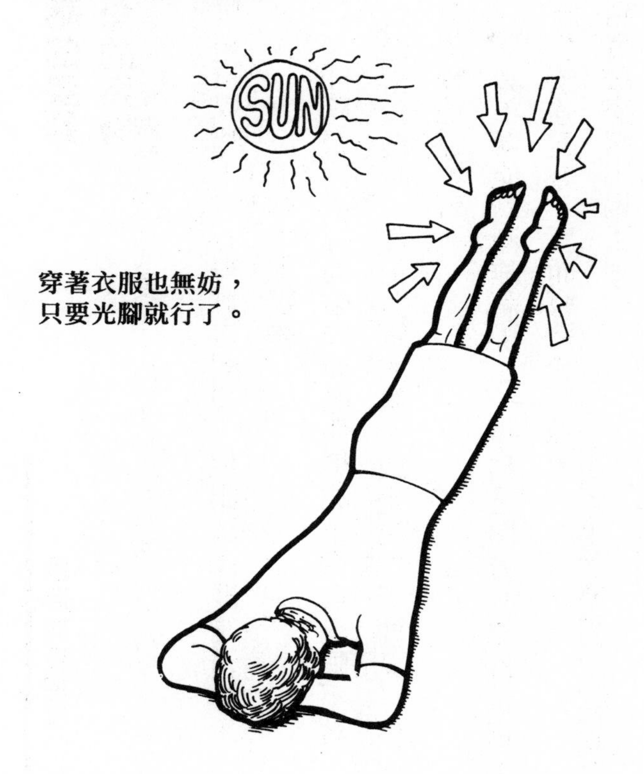

在盛夏時節，如果實行過度會容易曬傷，必須注意。

標準時間
直到腳底溫暖為止

鑽進棉被裡可以立刻熟睡

祈禱的姿勢
鱷魚的姿勢

「快點睡覺吧！」心裡雖這麼想，但頭腦卻非常清醒，一點也不想睡，相信不只是我，大家都有這種經驗。

第二天打算旅行或打高爾夫球等快樂的事令自己睡不著，這也是無可厚非之事。若是當天發生一件很討厭的事，或是第二天要見一位討厭的客人，這時也可能會焦躁地睡不著。

「只要數羊就能漸漸睡著了。」想到這個方法並嘗試它，但情緒卻更為緊繃。這時想勉強睡著，反而會造成反效果。

輪到魔法姿勢出場了。

祈禱的姿勢

用拳頭敲打雙腳腳跟一至二分鐘。祕訣是盡可能輕輕地敲打，不要使用器具。不但能促進血液循環，同時能抑制腦神經的興奮。

若過度用力敲打則會產生尿意，必須注意。

鱷魚的姿勢

①趴在床上或被子上，雙手交叉當成枕頭，額頭放在手上，這就是瑜伽的「鱷魚舒服姿勢」。

②從「鱷魚的姿勢」開始，自然呼吸，左右膝交互彎曲，用腳跟敲打自己的骶骨。

這時切勿用力敲打，只要輕輕「咚、咚」敲打即可。只要持續這個動作幾分鐘，就能進入熟睡的世界中。

為什麼這個鱷魚的姿勢對失眠有效呢？這並無法用西方的觀點做邏輯的解釋。又為什麼不用手敲打骶骨，而特意趴下用腳跟敲打呢？這也很難以西方醫學的觀點來加以說明。

但東方醫學基於幾千年長久的經驗而想出這個動作，真是一點也沒錯。

⊙祈禱的姿勢

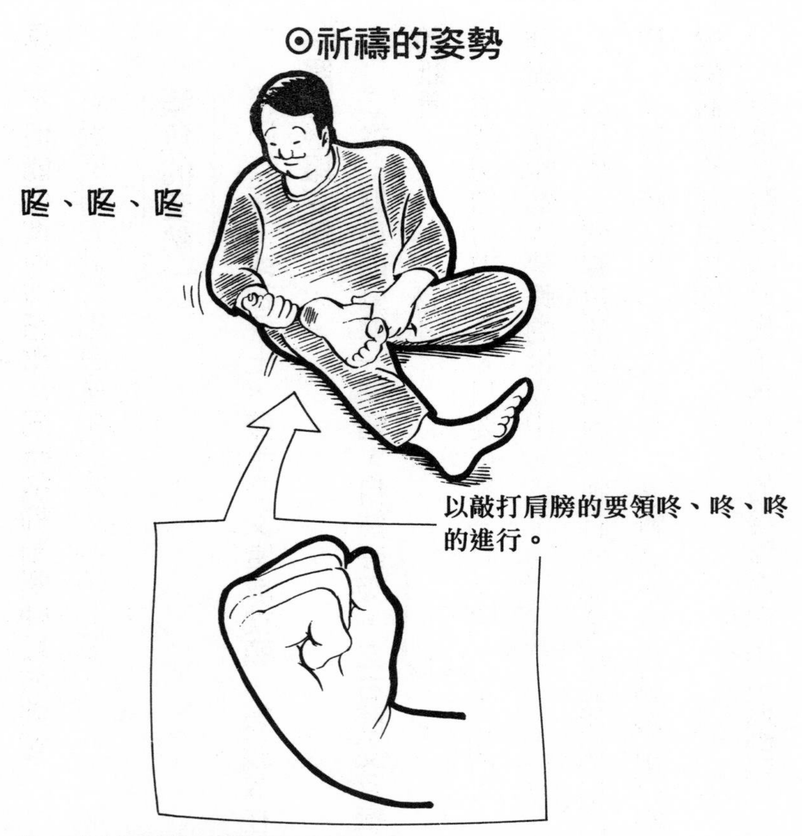

①用手的這個部分輕輕敲打腳跟。若
用力敲打會產生尿意，必須注意。
②雙腳都要進行。

標準時間
單腳 1 分鐘

⊙鱷魚的姿勢

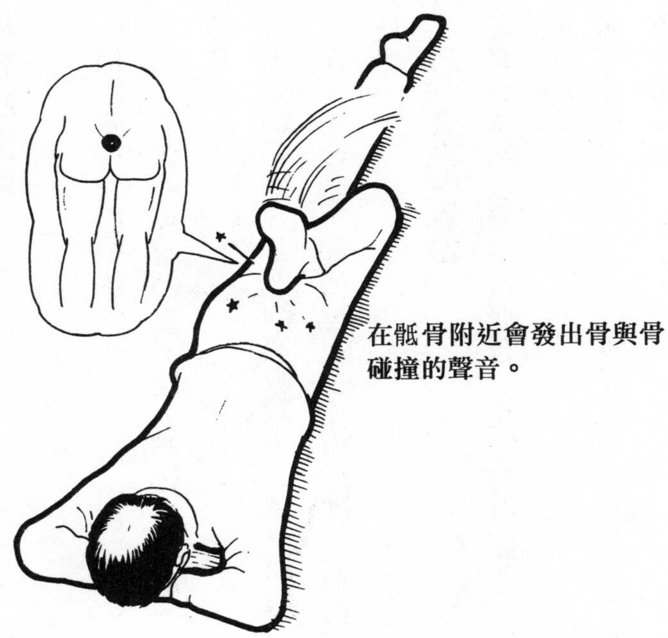

①俯臥。
②用雙腳腳跟交互輕輕敲打骶骨中心的部分。
　最初也許打不到骶骨，但持續幾天就能碰到了。

標準時間
2 分鐘

拾回年輕時的精力

開腳的姿勢　彈跳的姿勢
歡喜的姿勢

「最近覺得身體很弱。」

經常在酒店或車上聽見上班族們歎息地這麼說，當然這個「很弱」，包含了各種意義。

首先，就是因SEX的次數減少，讓伴侶發出牢騷。

工作。年輕時，即使熬夜工作也無妨，但最近即使稍微加班，第二天仍會感到疲勞。

早起時覺得很難過。

走路到車站也覺得很痛苦。交際時很痛苦，連打麻將、打高爾夫球等玩樂也不能積極的進行。

加以分析，包括以上這些項目。而很多上班族，經常都會脫口而出地說：

「身體好弱啊！」

而以下所介紹的魔法姿勢，對這種慢性的精力減退非常有效。

開腳的姿勢

這是先前所介紹的五大基礎姿勢之一。尤其能刺激男性的前列腺、女性的卵巢，具有增強精力的絕佳效果。

歡喜的姿勢

這是納入瑜伽的姿勢，和前述的開腳姿勢同樣的，為增強精力的姿勢。

①坐在地上，腳底互相貼合，盡可能靠近身體。
②慢慢地吸氣，胸部後仰。
③然後慢慢吐氣，同時身體向前倒。
④伸直股關節，感覺有一種舒服的疼痛時，停止呼吸，靜止五至六秒鐘。
⑤慢慢地吸氣，保持②的狀態。
至少進行五次。

⊙歡喜的姿勢

①坐在地上，雙腳腳底貼合，盡可能將腳拉向身體。

②慢慢地吸氣，同時胸往後仰。

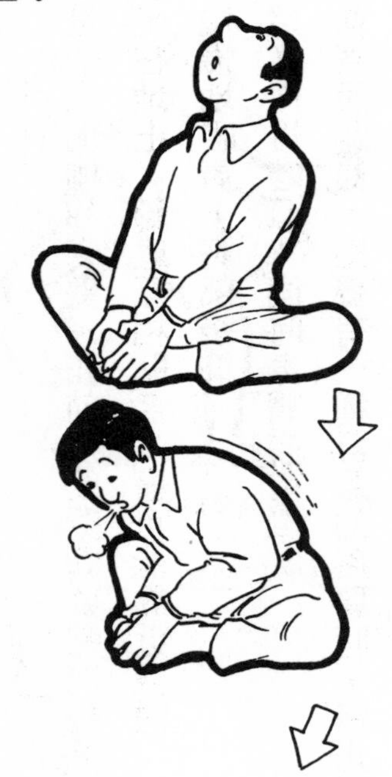

③一邊吐氣，同時上身慢慢往前倒。

④上身倒到覺得「痛到舒服」的位置，保持這個姿勢靜止。

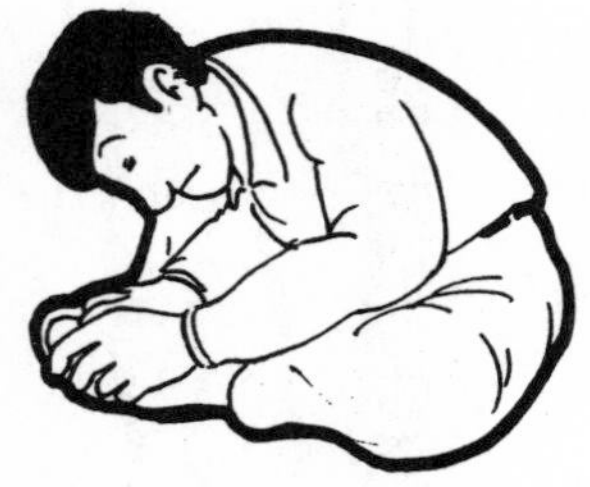

感覺股關節伸展，停止呼吸，保持姿勢5秒鐘。

標準次數
5次

⑤一邊吸氣，同時回到①的姿勢。

⊙彈跳的姿勢

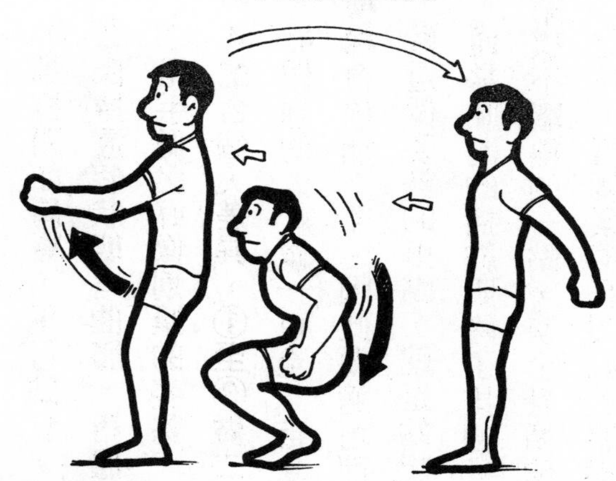

①臀部降低，好像划槳似的
伸直膝。
速度以最易進行的速
度即可。

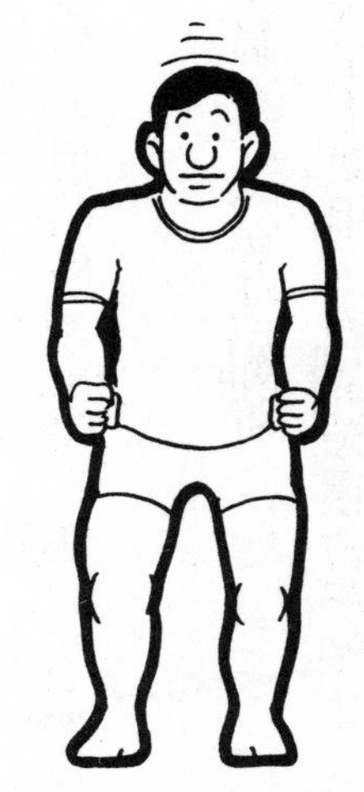

秘訣是用手臂拉
起上身。

標準次數
20次

●腳打開如肩寬，腳尖保持平行。

彈跳的姿勢

①腳打開如肩寬，平行站立。
②保持這個狀態，曲膝、落腰。
③用手做出好像划槳的姿勢，回到①的狀態。
④配合個人差異，①至③做二十至五十次。時間至少二分鐘。

能做到的人，做一百至二百次也無妨。但若做得過度，第二天肌肉痠痛，爬樓梯會倍加辛苦。因此要適可而止。

做這個姿勢的重點，就是站起時要緊縮肛門的括約肌。

通常肛門的括約肌除了排便外，幾乎不使用，因氣循環會不順暢。若刺激氣循環不順暢的一點，使全身循環順暢，細胞便能活性化，並增強精力。

此外，藉著緊縮肛門肌，能提高性感度，也可治療陽萎及冷感症。

改善手腳冰冷症的體質

新月的姿勢

女性較常罹患手腳冰冷症，平均每三人就有一人手腳冰冷症的煩惱，與其說是疾病，倒不如說是體質，但對當事人而言卻是嚴重的煩惱。

例如冬天時鑽進被子裡想睡覺，但卻因手腳冰冷而無法成眠。夏天時在冷氣很強的房間裡，腳也會冰冷，而且膝和腰會覺得疼痛。患有手腳冰冷症的人，不只是冬天，一整年都會很痛苦。這些人可使用先前所介紹的「芥末湯浴」。同時，也可以使用以下的「魔法姿勢」，克服手腳冰冷症。

新月的姿勢

①用手掌蓋住腳趾，往上慢慢的後仰到覺得「痛得很舒服」為止。
②接著朝相反的方向後仰。
①②重複做五次。兩腳都要進行。

⊙新月的姿勢

①腳放在另一隻腳的大腿上，用手掌以「痛到舒服」的力量，將所有腳趾往後扳5秒鐘。

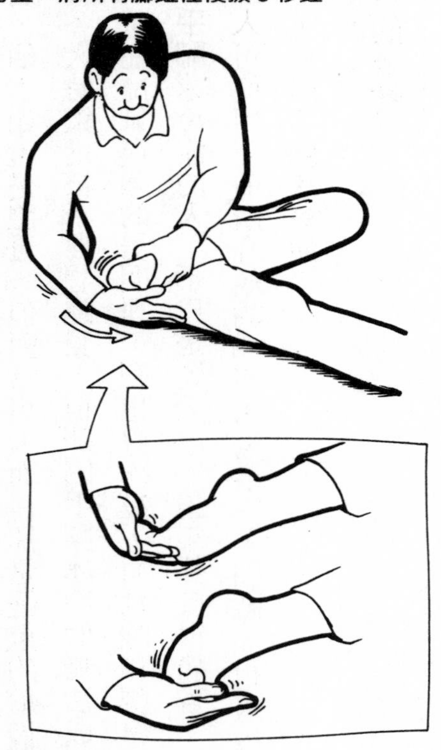

②內、外側都要往後扳

標準時間
單腳1分鐘

腳趾後仰是日常生活中絕不會做的動作。尤其腳趾一直塞在鞋子裡持續受到壓迫。人類原來就會本能地伸展僵硬或收縮的肌肉，以保持身體平衡，如伸懶腰便是很好的例子。但腳趾卻辦不到，故腳趾後仰具極大的意義。

實際做過之後，就會知道做時腳趾根部會發燙，感到溫熱。藉由腳趾後仰，能刺激末梢神經，讓血液循環順暢，身體溫暖。

這個姿勢除了手腳冰冷症以外，對女性較多罹患的貧血也相當有效，一定要持續在每天泡完澡後實行。

第四章

〈心臟病、糖尿病、神經痛……〉

消除身體不良部分的特效姿勢

——控制荷爾蒙平衡，得到健康的身體

特效姿勢的效用

出動你的氣與經絡

通常慢性病難以治癒。

一般的實際情形，是否為長時間看病，持續服用藥物，卻出現「只是不惡化而已」的維持現狀的效果呢？

尤其慢性便祕或腰痛，很明顯的是身體失調所造成，但卻很難說它是一種疾病，也是西方醫學的對症療法很難進行治療的範圍。事實上，諸如此類的「疾病」，只要採用東方醫學的精華「魔法姿勢」健康法，便能產生效果。

但必須注意它並不具速效性。如長時間罹患的心臟病、糖尿病等，不可能在做魔法姿勢的瞬間便能立刻痊癒。

若持續進行，便能朝好的方向發展。只要每天都能好轉，就要有耐心地持續進行。

最近心悸非常嚴重……預防令人擔心的心臟病

神秘的姿勢

國人現在的平均壽命，男性為七五·九一歲、女性為八一·七七歲，也可說今後逐漸會邁向長壽國發展。

另一方面，癌症及心臟病的死亡率逐年提高。因此有不少醫師做出「不久之後，國人的平均壽命會逐漸下降」的預測。

癌症、心臟病二者正是今後醫學會議的重要課題，在此我所注意的則是心臟病。只要觀察報紙的訃文欄，即可得知有許多人因心臟病死亡。

心臟病可說是現今上班族所面臨的危險，這種說法絕不為過。

壓力。例如，根據日本勞動省所發表的『壓力——實態調查』說法，討論「神經在何時最易受損呢？」而最多的解答是：

「因忙碌而造成身心疲勞。」居領先的地位。

其次則是「工作場所人際關係的糾葛」。

再來是「家族、親人的疾病或死亡」。

接著是「轉換工作場所的職務」。

「家庭內失和。」

「工作上的失誤。」

其中除「家族、親人的疾病或死亡」及「家庭內失和」外，全都是在公司及其周圍所發生的壓力要因，可能你也曾遭受其中一些要因，而承受過度的壓力。

當人體受到壓力的不良影響時，就會分泌降腎上腺素、腎上腺素等對人體不好的荷爾蒙。

血液循環不暢，因而心臟遭受打擊。

最初會出現心悸、呼吸困難、頭昏眼花等症狀。

早上上班時上下樓梯，或做輕微運動會感覺呼吸困難的人，也許你就要懷疑「難道這是心臟病的徵兆嗎？」

接下來為各位介紹的「神秘的姿勢」，是集合各種東方醫學的精華所完成的姿勢，能將新鮮的血液送達身體各個角落，恢復疲憊的心臟機能。

神秘的姿勢

這是以台灣外丹功「神秘功」為模型的姿勢。外丹功就是一種「神秘功」，有各種作法的規定，非常複雜，而將其簡單化，只要按壓重點的姿勢，便是神秘姿勢。

①雙腳打開如肩寬，腳尖平行站立。

②雙手握拳，用其它四指輕輕握住拇指，再用無名指刺激手掌中央的穴道「勞宮」（在手掌的中心部）。

③拳頭帶到肩膀前方。

④拳頭沿著身體的兩側往下好像劃弧形似地，拳頭朝前凸出到達肩膀的高度。

⑤到達肩膀高度後，將拳頭朝上翻。

⑥伸直手臂，手帶到頭上。這時感覺好像伸直胸和肩似地。

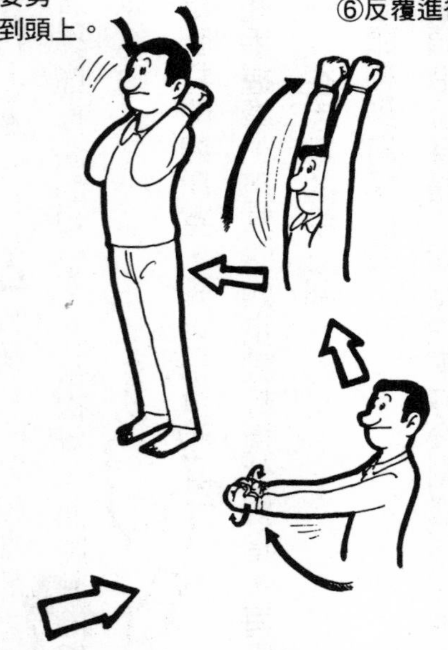
⑤拳頭像通過耳後方似
地，回到①的姿勢。
④手臂伸直，帶到頭上。
⑥反覆進行①至⑤。
③帶到肩膀高度時，手腕反轉，手背朝下。

標準時間
2 分鐘

⊙神秘的姿勢

①至⑤為止的一連串動作，花５秒鐘進行。

①手握拳置於胸前。

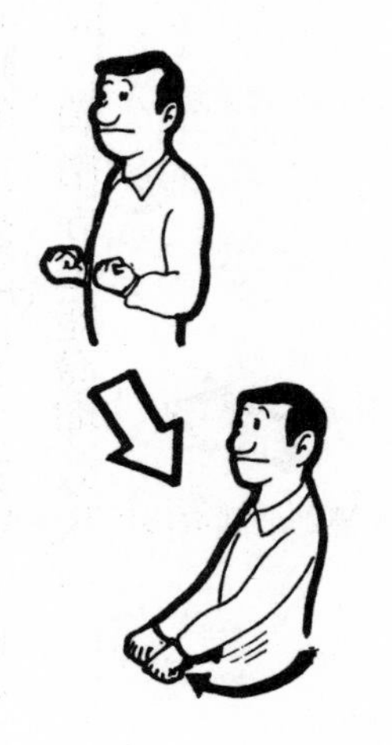

②保持這個姿勢，手沿著身體放下，好像畫孤形似地帶到身體前方。

⑦手臂慢慢彎曲，拳頭通過耳後方放下，回到原先的姿勢。

①至⑦慢慢地做，大約只需花五秒鐘的時間，以一連串的動作進行。不要停止呼吸，而要保持自然的呼吸，放鬆身體的力量來進行。

以上的動作為一套，最初總計做二到三分鐘。習慣以後，再慢慢增加時間。習慣後，在拳頭回到原先的位置時，會覺得全身氣的循環順暢。這時雙臂便會自然地往前繞。

這個姿勢不但能減輕心臟的負擔，同時消除全身的疲勞，以及因勞心而導致的胃不消化，對於失眠症、頭痛等也能發揮效果。

金魚的姿勢

預防糖尿病

糖尿病是胰臟所分泌的胰島素荷爾蒙缺乏所引起的疾病，特徵是尿中出現大量糖分。

較常發現於健康診斷時的尿液檢查，醫師會吩咐患者「盡可能控制糖分的攝取量」，因此有許多人會極力控制糖分與砂糖、甜食的攝取量，非常辛苦。

但光是控制糖分的攝取量，也無法完全治好糖尿病。可是放任不管，就可能出現高血壓、動脈硬化所引起的腦中風、心肌梗塞或腎臟病等併發症，還有因白內障而導致失明，是非常可怕的疾病。

最近糖尿病已擴展到三十、四十歲較年輕的階層。甚至連十、二十歲的年齡層也有糖尿病的情形發生。

這是因為暴飲暴食。運動不足、精神壓力等原因而發病，尤其是肥胖者較多見。

一定要用魔法姿勢來根治這種疾病。

金魚的姿勢

這個魔法姿勢沒有任何嚴格的規定。

雙手扶在柱子上，或扶住牆壁，雙腳交互往後踢，放鬆膝與腳踝的力量，不斷地抖動。

左、右腳交互進行約一分鐘，這是任何人都可以做到的魔法姿勢。

先前敘述過，腳有主要經絡分布其中。

尤其是足太陰脾經，是與胰臟直接相連的經絡，全身的氣通過這個經絡，循環到內臟諸器官，尤其能使胰臟功能活性化，促進胰島素的分泌。

這個姿勢不論早晚，只要喜歡做即可實行，尤其睡前進行，也是一失眠的對策。

⊙金魚的姿勢

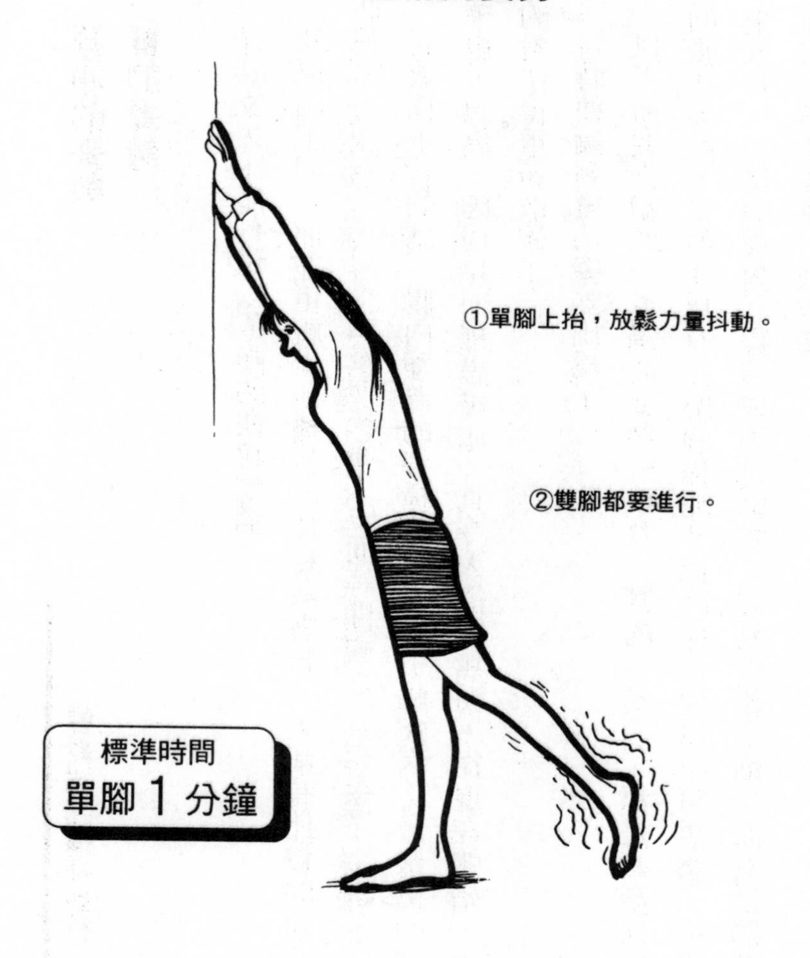

●扶住柱子或其他物體。

漩渦的姿勢
鷲的姿勢

有很多女性都有難以啟齒的便秘煩惱。

其原因不明。而在電視上所播放的便秘藥廣告，大都有比較開朗的氣氛，因此很多人認為：「只不過是便秘嘛！」而等閒視之，但實際上並非如此輕鬆。

若放任不管的話，腸內瀰漫的各種疾病便會引起疾病，最嚴重的就是可能會罹患大腸癌。因便秘而罹患癌症，真令人欲哭無淚。從現在開始，大家對便秘的看法得重新改觀了。

這時便輪到魔法姿勢出場了。

以下所要介紹的「漩渦的姿勢」以及「鷲的姿勢」，都是刺激通過足的神經的魔法姿勢。足與便秘有什麼關係呢?也許你會覺得不可思議，但東方自古以來就有「左足弱會對心臟造成不良影響，容易引起下痢，而右足弱則容易引起肺的毛病及便秘」的說法。

一般而言，腳的血液循環不良，靜脈就無法將腳的血液完全往上推擠，使老舊的血液積存、組織硬化，對內臟造成不良影響。因此「便秘對美容不好」。

漩渦的姿勢

①坐在地板或椅子上。

右腳置於左腳的大腿上。

②用右手牢牢地握住右腳踝上方固定。

③左手各指插入右腳腳趾間，牢牢地固定。盡可能慢慢地大力將腳踝往右繞五十至一百次，然後再往左繞五十至一百次。

早起後立刻實行以上繞右腳踝的動作，因為便秘的人右腳踝較硬。（請參考五十七頁）

然後養成喝一杯冰水的習慣，刺激腸壁，就能在較短期間從長期性便秘中解放出來。

鷲的姿勢

有便秘傾向的人，圍繞腓骨和頸骨的肌肉較硬，因此要揉捏這個部分。

①坐在地上或椅子上。

②根據圖確認腓骨和頸骨的位置，右手以「痛得舒服」的程度，好像夾住兩條骨頭似地揉捏。

這時從腳踝附近朝向膝的方向，由下往上按摩。因為血液或氣容易積存在下方，藉此就能將其送回身體中心。花一分鐘進行。

效果較快的人，立刻就會產生便意。

這個「魔法姿勢」，最適合用來去除夾在腓骨和頸骨之間的腳及頭的疲勞。

⊙鷲的姿勢

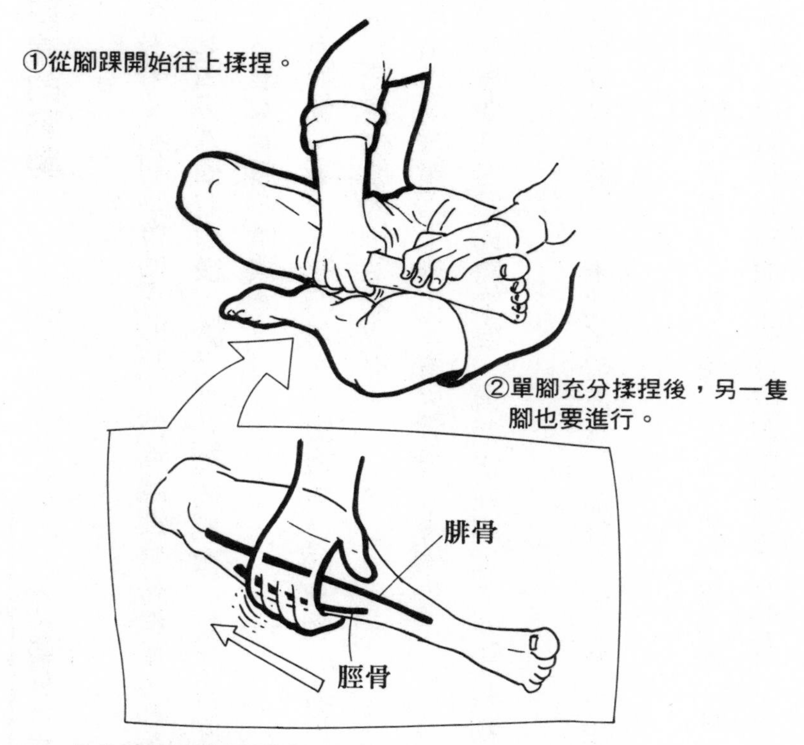

夾住腓骨與脛骨來揉捏。

標準時間
單腳 1 分鐘

從習慣性下痢中解放出來

陀螺的姿勢

在年尾及年初宴會的季節時，飲酒過度會持續產生軟便現象。

這是因突然攝取酒後，腸受到強烈的刺激，為了排除對人體有害的物質，人類的防禦本能運作所致。

或者睡覺時著涼、吃的過多、攝取冰冷的食物，若原因清楚便罷，最痛苦的就是長期持續原因不明的下痢。

通常長期持續的下痢，皆屬於神經性下痢。

例如重要的考試即將來臨，或無法在限期內交出貨物等精神承受嚴重的壓力。

這時會沒有食慾，雖然未曾進食，卻會持續下痢現象，而導致體力不斷消耗。

人體真的很神奇，但對當事者而言，恐怕就不是一件輕鬆的事。

雖嘗試過各種腸胃藥，儘管持續服用，但只要有一次忘記服用便前功盡棄。

這時值得一試的便是「治療下痢的魔法姿勢」。

不管是因神經疲勞所引起的下痢，或是因大腸、小腸、十二指腸孱弱而引起下痢，都能得到很好的效果。對於因這些理由所引起的下痢，西方醫學就很難加以處理。

有一點必須注意，那就是利用這個姿勢有時能治好，有時則否。因為即使是魔法姿勢，也無法治好細菌性傳染病。

若持續原因不明的下痢，是身體發出危險訊號，可能已罹患嚴重疾病，必須立即就診。

陀螺的姿勢

這個姿勢是用力扭轉腰，藉此刺激位於腰部的穴道，促進整腸作用，完全治好慢性下痢。

①雙腳打開如肩寬，腳尖平行。輕輕曲膝。

②手掌朝下，置於肚臍前方。右手與左手中指距離數公分，呈一直線並排。

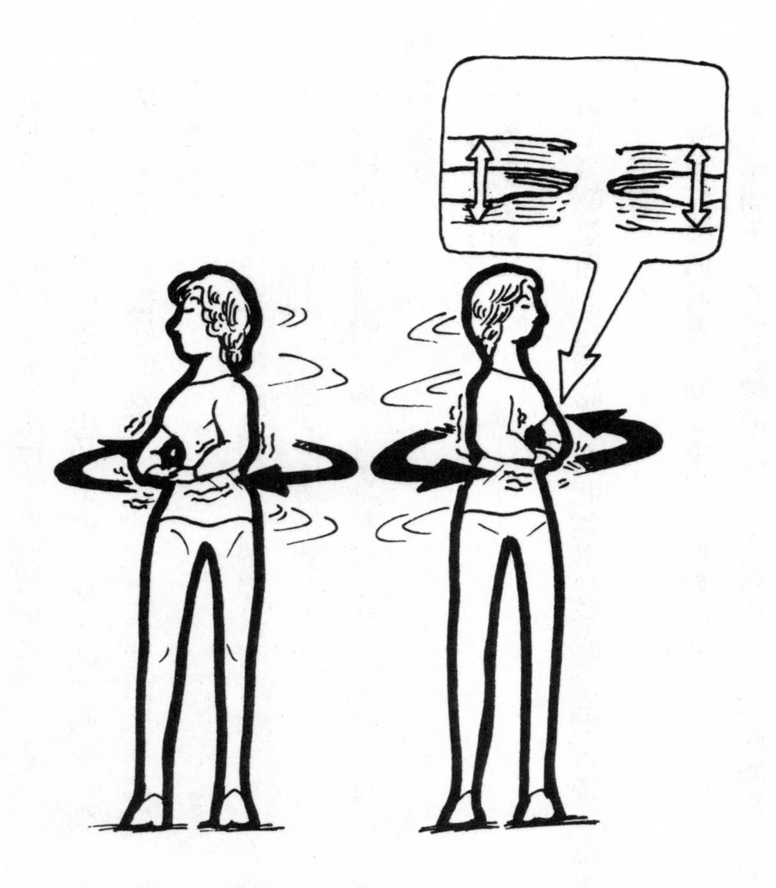

③手上下擺盪 10 公分左右，身體
慢慢朝左右扭轉。

標準時間
2 分鐘

⊙陀螺的姿勢

①腳打開如肩寬，腳尖平行，放鬆站立。

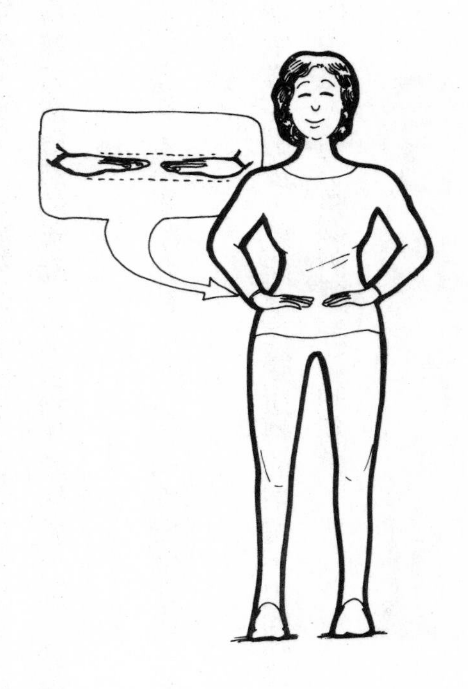

②放鬆肩膀的力量，雙手置於肚臍前方。

手與手之間距離5公分左右，呈一直線並排。

③放鬆肩膀的力量，手掌好像將空氣往下壓似地振動。

④③慢慢加入扭轉運動。

若不習慣這個姿勢，便很難放鬆肩膀的力量，但持續幾天後便能掌握要領。視線則配合身體方向自然的移動。以上動作最初做一到二分鐘，習慣以後延長時間。

不只是這個姿勢，本書所介紹的魔法姿勢都要配合自己體調、體力來增加次數，絕不能勉強。

習慣這個陀螺姿勢後，就能掌握腰扭轉的情況，也同時能刺激肚臍周圍奇經八脈之一的帶脈，給予整個內臟舒適的刺激。

火車的姿勢

通過身體各部位感覺神經的經絡出現疼痛的症狀，稱為神經痛，依部位的不同，分為「三叉神經痛」「上臂神經痛」「肋間神經痛」「坐骨神經痛」等。

原因可能是動脈瘤或血管變化，其中也可能因呼吸器官或內臟疾病所致，是西方醫學對症療法很難治好的一種慢性病。

接下來所介紹的「火車的姿勢」，是刺激雙手、雙肩、雙腳、背部等頭部以外所有的穴道，使氣在全身經絡中循環，消除各種神經痛和風溼疼痛。

不習慣時，也許會有人覺很彆扭，但這是充滿節奏感的姿勢，因此習慣後，做起來反而會覺得很輕鬆。

火車的姿勢

這個姿勢是將外丹功的「定力功」簡化到必要最低限度的姿勢。

③手臂在大腿抖動的狀態下朝前方伸出，收回。
手臂的動作只要想像火車動作來進行即可。

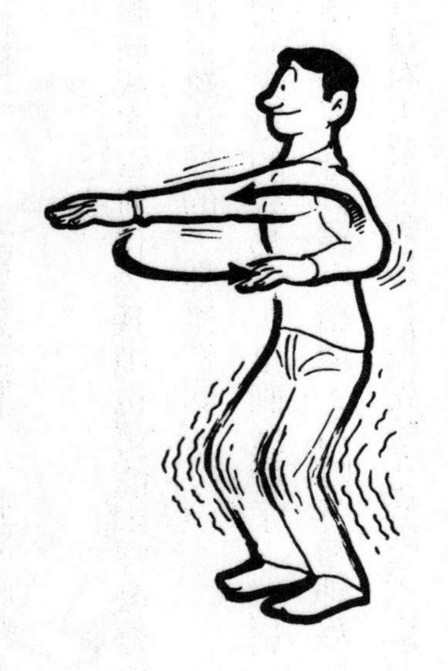

標準時間
1 分鐘

⊙火車的姿勢

①腳打開如肩寬，腳尖平行，稍微曲膝。

②抖動大腿。

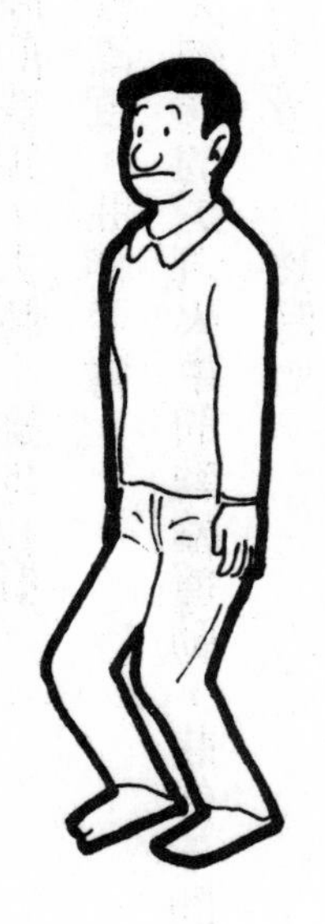

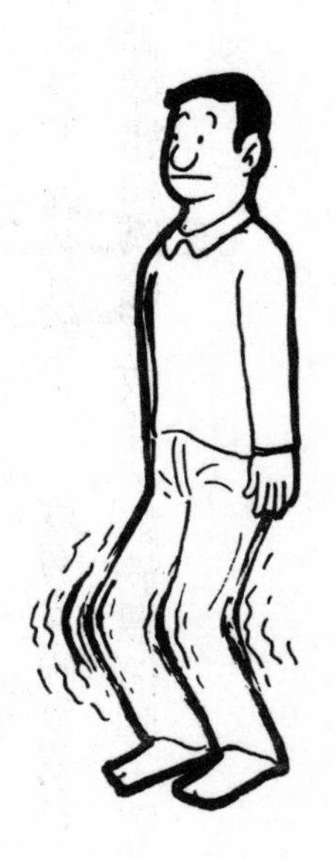

①雙腳打開如肩寬，腳尖平行。

②按照開膝、閉膝的要領，大腿不斷地抖動。

③手臂抬高至肩膀高度，曲伸手臂。

在腦海中想像令人懷念的蒸汽火車的動輪運動，曲伸手即可。

這時要放鬆肩膀的力量，自然呼吸。

要持續一分鐘也許覺得非常難過。最初不要太勉強，過了一週後再慢慢增加時間。

「漸漸地覺得神經痛的症狀好轉了。」就會實際感受到這一點。

這個姿勢除了對神經痛和風溼有效外，對於睡擰脖子等因身體的扭轉所產生的疼痛，也相當有效。

消除醫生難以治好的慢性腰痛

小鶴的姿勢　開腳的姿勢
大鶴的姿勢　腰腿點的穴道按摩

據說人類開始靠雙腳步行後，便有腰痛的煩惱。

原本人類骨盆就是不利於直立步行的構造，尤其女性要負責懷孕、生產等大事，因此腰椎、骨盆、下肢都很容易承受壓力。

腰痛的原因非常複雜，如經常坐著或長時間開車者便容易腰痛，即使試過整形外科、內科、外科、泌尿科、婦產科等各方面的治療，也無法完全治癒，這正是目前西方醫學治療腰痛的現狀。

稍微咳嗽就覺得腰痛，或跨過門檻的瞬間，彎腰撿拾文件時突然出現腰痛的現象，因此，西方醫學的世界對於腰痛倍感迷惘。

有人說腰痛是一種老化現象，故平常就要有適度的運動，鍛鍊腹背肌。而東方醫學則認為：

「腰痛大都起因於腎功能減退。」

西方醫學則視為是肝功能減退的現象。

平常容易疲倦、覺得體調不好的人，若加上慢性腰痛的煩惱，很可能就是腎功能減退。

因此要進行以下所列舉一連串的魔法姿勢。

雖然需要花一些時間和工夫才能學會，但一定要牢記「速效魔法姿勢無法治癒慢性腰痛」。

①首先要實行在「去除腳倦怠」項目中為各位介紹的「小鶴的姿勢」。

②接著進行在「五大基礎魔法姿勢」項目中所介紹的「大鶴的姿勢」。

③同樣的再進行在「五大基礎魔法姿勢」中的「開腳的姿勢」。

這個「小鶴」→「大鶴」→「開腳的姿勢」連續進行十分鐘。

比起其他姿勢而言，要消除慢性腰痛需要更多時間和能量，故不適合在早上進行。

最好在晚上泡完澡後實行。

尤其是腰痛嚴重的人，還要加上「腰腿點」這個對腰痛有效的穴道按摩。

腰腿點的穴道按摩

圖中六處手的骨與骨之間陷凹處，是腰腿點的穴道。對此處給予「痛到舒服」的刺激。

這些別名「腰痛點」的穴道，對於有腰痛毛病的人而言，只是稍微按壓就會痛得大叫。

若是難以忍受的疼痛刺激，就不算有效。

故按壓的秘訣是要維持「痛到舒服」的程度。

⊙「腰腿點」的穴道按摩

①以「痛到舒服」的程度按壓「腰腿點」的穴道。

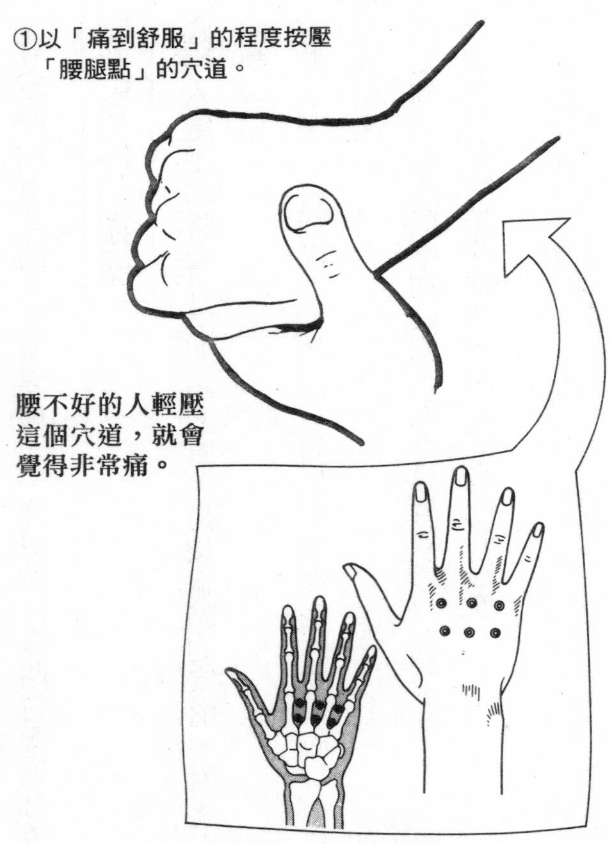

腰不好的人輕壓這個穴道，就會覺得非常痛。

如圖所示，「腰腿點」有6處。

標準時間
按壓30秒，放開10秒
進行5次

治療走路時覺得痛苦的膝痛

小鶴的姿勢　螺絲的姿勢
大鶴的姿勢　吊橋的姿勢

我再重新聲明一次，現代人已經很少靠腳行動，故會出現腰痛或膝痛等毛病。

尤其是膝痛患者急劇增加，在我的治療院中，有許多三十至四十多歲的人都有慢性膝痛的煩惱。

有一些年輕女性，或許是因鞋子不合腳吧！「走路時會覺得膝痛。」因此有很多人到治療院接受治療。「走路」應是每天都會發生之事，故一定要早期發現，早期治療。

會慢性膝痛的人，腰也不太好。膝與腰有密切的關係，因此建議使用與前項腰痛相同的「小鶴」「大鶴」的姿勢。此外，膝和腰不好的人，大都腎臟也不好。腎臟不好則骨脆弱，骨一旦脆弱，負擔便加諸在膝和腰的關節上。因此要刺激與腎臟相連的經絡，改善症狀。

看三十五頁的圖，便可得知腎臟的經絡與腳的第五趾（相當於手的小指）相連。於是以第五趾為主來刺激整個腳。先前螺絲的姿勢也曾談及人體會相互影響，故腎臟不好並非只有刺激腎臟的經絡即可。所以，第五趾與其他各趾大致以二比一的比例旋轉，再加上接下來各位介紹的「吊橋的姿勢」（抖動腳趾）。

吊橋的姿勢

▼手深握住腳趾，在不會感覺疼痛的程度下拉扯。

▼同樣的用手握住腳趾，不斷抖動。

第五趾與其他各趾以二比一的比例刺激即可。

⊙吊橋的姿勢

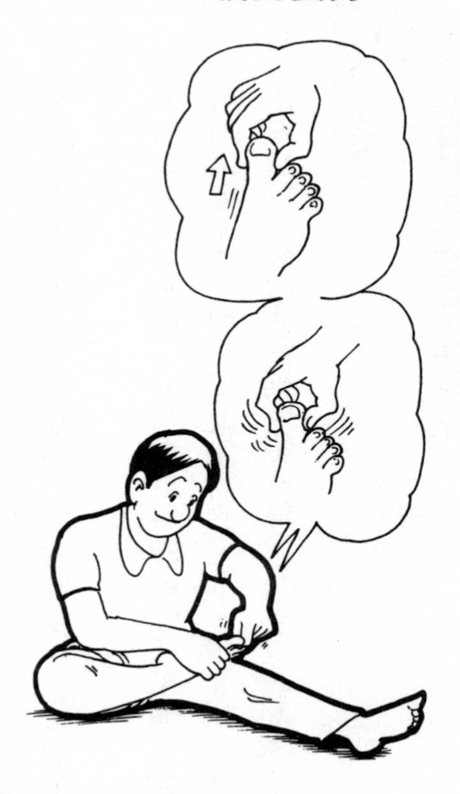

①如圖所示，拉扯、振動腳趾。
拉扯時感覺「痛到舒服」即可。絕對不要勉強。
②所有腳趾都要進行。

標準時間
一根腳趾
30秒鐘

使不安定的血壓恢復正常值

弓的姿勢
勝利的姿勢

血壓不穩定大都起因於腎臟疾病、心臟疾病，以及具有自律神經系統功能的荷爾蒙平衡紊亂。

若經絡上的氣循環順暢，則刺激自律神經，血壓便能穩定。

但血壓的穩定並非一朝一夕就能辦到，故一定要好好的努力。

為各位介紹以下的魔法姿勢，絕不能只有三分鐘熱度，而要每天持續下去。

弓的姿勢

①單腳置於另一隻腳的大腿上。

②雙手握住腳朝內側扭轉，僅止於「痛到舒服」的程度為止。

③然後朝外側扭轉。捉住要領反覆做二至三次，相反的腳也要進行。

這失眠的夜晚進行這個「扭轉腳踝」的動作，就能放輕地熟睡。

⊙弓的姿勢

①單腳置於另一隻腳的大腿上，用「痛到舒服」的強度扭轉腳踝。

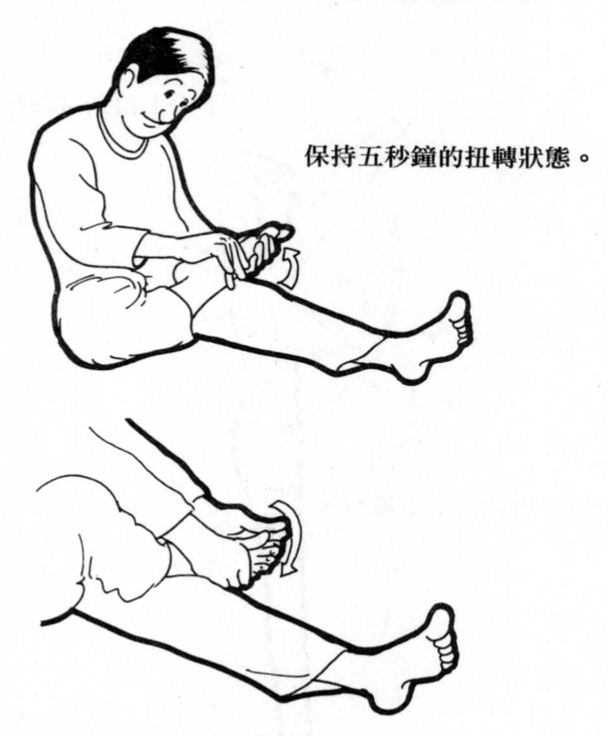

②相反側亦以同樣方式扭轉，兩邊各扭轉十次。
③雙腳都要進行。

標準時間
單腳 1 分鐘

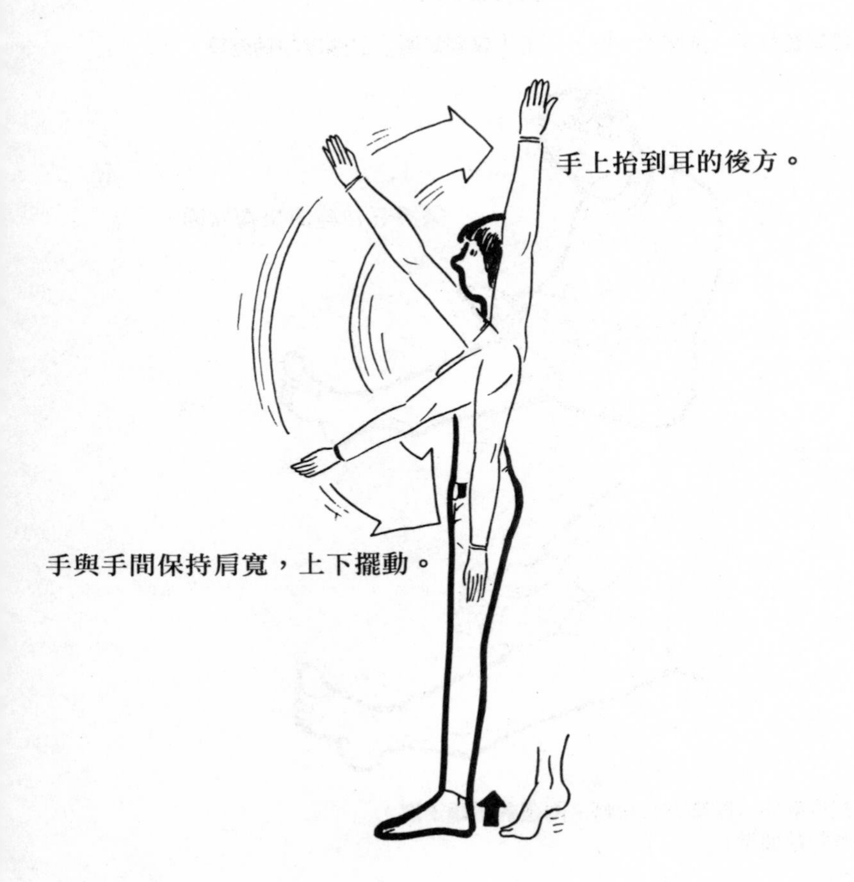

標準時間
2 分鐘

⊙勝利的姿勢

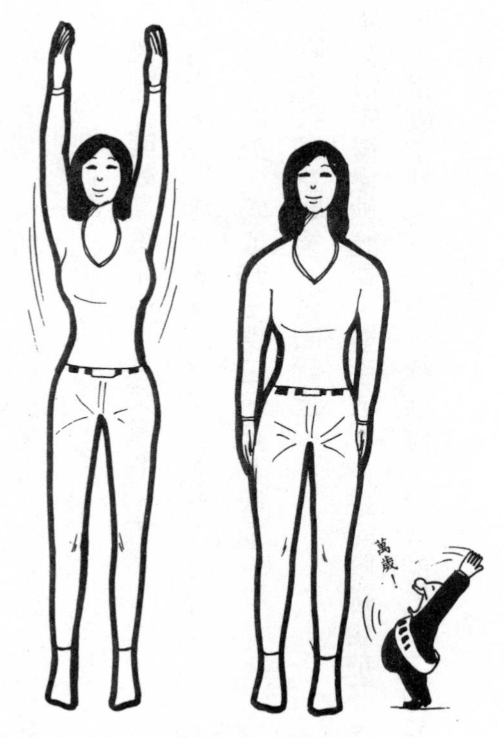

①腳打開如肩寬，腳尖平行，放鬆站立。
②按照高呼萬歲的要領，手上下擺動。手往上擺的同時，腳跟也上抬。

勝利的姿勢

（見一八六、一八七圖）

這也是對慢性高血壓症患者有效的魔法姿勢。來院治療的患者中，有一位三十九歲的男性，因高血壓而無法參加人壽保險，在利用此處所介紹的雙手上抬姿勢，早晚進行約一個月後，最高數值下降了三〇，終於可以參加人壽保險。

①雙腳打開如肩寬平行，放鬆肩膀的力量站立。

②用力吸氣，手朝天大力張開。這時，手掌和手掌保持相對的狀態，同時腳跟上抬。此外，吸氣時要閉口，用鼻吸氣。

③胸中吸滿空氣後，暫時靜止。

④從口中慢慢地吐氣，雙手放下。這時腳跟也放下。

⑤早起後立刻進行，晚上睡前做①至④的動作二分鐘。

血壓最高值達一八〇到一九〇者，只實行一至二次，就會感覺頭昏眼花而無法繼續，這時要記住魔法姿勢的大原則「絕對不能勉強」「這一週做二次，下一週向三次挑戰」，以緩慢的步調，向這個姿勢挑戰吧！

對前列腺肥大、生理異常具有特效

走在乾砂上歡喜的姿勢

在此為各位介紹對男性的「前列腺肥大症」、女性的「生理異常」特別有效的魔法姿勢。

以往前列腺肥大症大都出現於五十多歲時，可說是男性老化現象的開始，而最近卻連三十、四十多歲的年輕人也相繼出現。這就是體內生物體能量不足，細胞老化的證明。

這個疾病首先會排尿不順暢，即使排尿也仍有殘尿感。排尿不順暢，排尿時間較長為其特徵。

而其他的自我診斷法，就是無法辦到先前所介紹的「不倒翁的姿勢」。若用手壓膝而不能碰到地面，則疑似前列腺肥大症。

女性生理異常，就是在月經剛過後覺得不舒服，覺得腹部和足、腰非常地痛，一個月的生理期出現二至三次，或出血的期間太短等等，這些大都是貧血、便秘、壓力以及腹腔內的血液停滯所造成。

利用以下介紹的姿勢，使荷爾蒙分泌活性化、血液循環順暢。

走在乾砂上

光著腳在乾砂上。這是任何人都能做到的，最好使用白砂，若有機會到休閒地停留較長的期間，每天要積極的在決定好的時間內走路。

原本到充滿負離子的沙灘邊走路是最好的，但實際上不可能每天實行，次善之策則是普通砂也可以，帶著孩子到附近的公園走走，一起走在砂上。當然一定要光著腳。實際實行後，就會發現腳底有點癢癢的，而且實際感受到「啊！地氣鑽進體內了」。

奧地利有一從事聖職者克奈布，認為這個「赤腳走路」是治療所有疾病的方法。

他認為不只在砂上，雪地上、草地上等在各處走動，都能治好各種慢性疾病。因患者中有奧地利的皇太子，故他的療法一舉成名。現「赤腳走路」在奧

⊙走在乾砂上

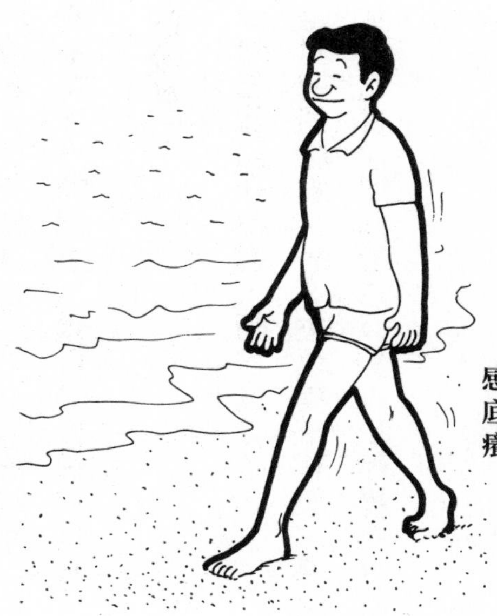

感覺好像能量從腳底進入體內，覺得癢癢地。

①赤腳走在海岸的乾砂上。

● 若能在海岸的砂上最好，但赤腳走在草上或泥土上也有效。

標準時間
2 分鐘

地利成為大眾化的運動。

「夏天還好，冬天赤腳走路不是很冷嗎？」也許你會這麼想，但若是精力旺盛，即使走在冰冷的沙上，也會覺得神清氣爽。

歡喜的姿勢

這個姿勢先前已介紹過，請各位參考一下。

不只是對前列腺肥大症、生理異常有效，連陽萎和性冷感症也非常有效。

若男女一起實行這個魔法姿勢，更能提高性行為時的快感。

天柱穴的按摩

消除鼻塞的煩惱，使鼻子通暢

以往據說鼻子不好，記憶力就會減退，這是因無法充分吸收空氣，形成慢性缺氧症所造成的。

一旦罹患慢性缺氧症時，身體倦怠、容易疲倦，無法集中精神於任何物上。現代人絕不能忽略慢性鼻塞的煩惱。我的治療院中，就有許多患者前來治療鼻子的毛病。

所謂鼻塞，有的是感冒引起的暫時性鼻塞，有些則是鼻炎、鼻蓄膿症或過敏性鼻炎等。不管是何種情形，鼻黏膜都會發炎、腫脹，鼻腔狹窄。

先前所介紹的「鱷魚的姿勢」是有效的姿勢。同時再加上以下的姿勢。就能使鼻黏膜的血管收縮，讓血液循環順暢。

天柱穴的按摩

在枕部顱骨邊緣最凸出部分的正下方。

⊙「天柱穴」的按摩

①如圖所示，以「痛到舒服」的程度，按壓「天柱」。

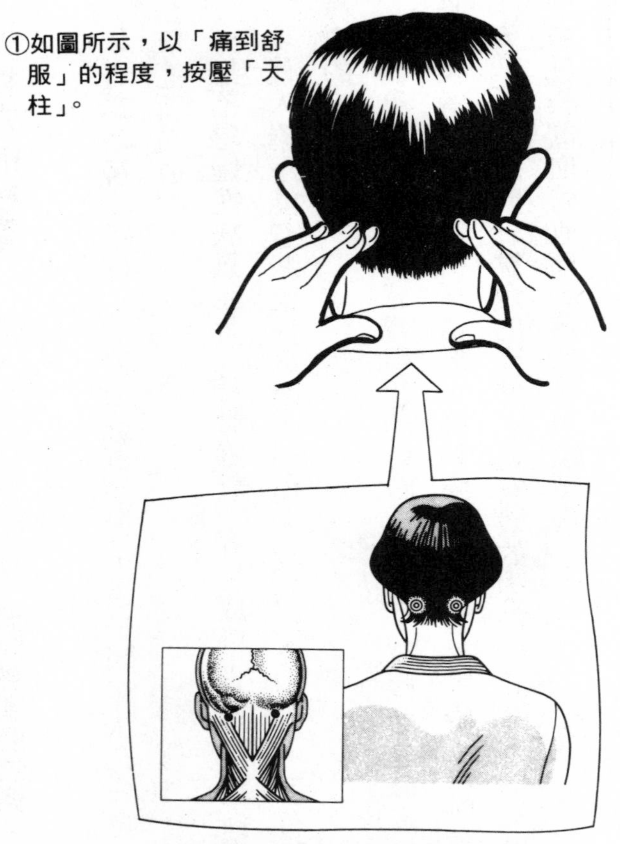

在顱骨後方最凸出處正下方的部分。

標準時間
按壓30秒，放開10秒
進行5次

用雙手以「痛到舒服」的感覺刺激這個位置。按壓三十秒休息十秒鐘，反覆進行五次。

除用雙手拇指按壓外，也可以用中指指腹抵住食指指甲上方，要用二根手指按壓（參照插圖），比起用一根手指按壓而言，更能輕鬆地刺激穴道。

這時就能感覺到鼻子通了。

這個穴道在「足太陽膀胱經」上，從枕部通過頭上到達鼻根部。因此對頸部以上的疾病具有萬能的效果。不只是鼻塞，對於頭痛和失眠、頸部痠痛等都非常有效。

趁著工作或家事的空檔、事情告一段落時，只要花一至二分鐘刺激「天柱」穴，則對於接下來工作的集中力便完全不同，建議各位一定要加以嘗試。

大展出版社有限公司 圖書目錄

地址：台北市北投區(石牌)
致遠一路二段12巷1號
郵撥：0166955～1

電話：(02)28236031
28236033
傳真：(02)28272069

・法律專欄連載・電腦編號 58

台大法學院　法律學系／策劃
法律服務社／編著

1. 別讓您的權利睡著了 1		200 元
2. 別讓您的權利睡著了 2		200 元

・秘傳占卜系列・電腦編號 14

1. 手相術	淺野八郎著	150 元
2. 人相術	淺野八郎著	150 元
3. 西洋占星術	淺野八郎著	150 元
4. 中國神奇占卜	淺野八郎著	150 元
5. 夢判斷	淺野八郎著	150 元
6. 前世、來世占卜	淺野八郎著	150 元
7. 法國式血型學	淺野八郎著	150 元
8. 靈感、符咒學	淺野八郎著	150 元
9. 紙牌占卜學	淺野八郎著	150 元
10. ESP 超能力占卜	淺野八郎著	150 元
11. 猶太數的秘術	淺野八郎著	150 元
12. 新心理測驗	淺野八郎著	160 元
13. 塔羅牌預言秘法	淺野八郎著	200 元

・趣味心理講座・電腦編號 15

1. 性格測驗① 探索男與女	淺野八郎著	140 元
2. 性格測驗② 透視人心奧秘	淺野八郎著	140 元
3. 性格測驗③ 發現陌生的自己	淺野八郎著	140 元
4. 性格測驗④ 發現你的真面目	淺野八郎著	140 元
5. 性格測驗⑤ 讓你們吃驚	淺野八郎著	140 元
6. 性格測驗⑥ 洞穿心理盲點	淺野八郎著	140 元
7. 性格測驗⑦ 探索對方心理	淺野八郎著	140 元
8. 性格測驗⑧ 由吃認識自己	淺野八郎著	160 元
9. 性格測驗⑨ 戀愛知多少	淺野八郎著	160 元
10. 性格測驗⑩ 由裝扮瞭解人心	淺野八郎著	160 元

11. 性格測驗⑪ 敲開內心玄機 淺野八郎著 140元
12. 性格測驗⑫ 透視你的未來 淺野八郎著 160元
13. 血型與你的一生 淺野八郎著 160元
14. 趣味推理遊戲 淺野八郎著 160元
15. 行為語言解析 淺野八郎著 160元

・婦 幼 天 地・電腦編號 16

1.	八萬人減肥成果	黃靜香譯	180元
2.	三分鐘減肥體操	楊鴻儒譯	150元
3.	窈窕淑女美髮秘訣	柯素娥譯	130元
4.	使妳更迷人	成　玉譯	130元
5.	女性的更年期	官舒妍編譯	160元
6.	胎內育兒法	李玉瓊編譯	150元
7.	早產兒袋鼠式護理	唐岱蘭譯	200元
8.	初次懷孕與生產	婦幼天地編譯組	180元
9.	初次育兒12個月	婦幼天地編譯組	180元
10.	斷乳食與幼兒食	婦幼天地編譯組	180元
11.	培養幼兒能力與性向	婦幼天地編譯組	180元
12.	培養幼兒創造力的玩具與遊戲	婦幼天地編譯組	180元
13.	幼兒的症狀與疾病	婦幼天地編譯組	180元
14.	腿部苗條健美法	婦幼天地編譯組	180元
15.	女性腰痛別忽視	婦幼天地編譯組	150元
16.	舒展身心體操術	李玉瓊編譯	130元
17.	三分鐘臉部體操	趙薇妮著	160元
18.	生動的笑容表情術	趙薇妮著	160元
19.	心曠神怡減肥法	川津祐介著	130元
20.	內衣使妳更美麗	陳玄茹譯	130元
21.	瑜伽美姿美容	黃靜香編著	180元
22.	高雅女性裝扮學	陳珮玲譯	180元
23.	蠶糞肌膚美顏法	坂梨秀子著	160元
24.	認識妳的身體	李玉瓊譯	160元
25.	產後恢復苗條體態	居理安・芙萊喬著	200元
26.	正確護髮美容法	山崎伊久江著	180元
27.	安琪拉美姿養生學	安琪拉蘭斯博瑞著	180元
28.	女體性醫學剖析	增田豐著	220元
29.	懷孕與生產剖析	岡部綾子著	180元
30.	斷奶後的健康育兒	東城百合子著	220元
31.	引出孩子幹勁的責罵藝術	多湖輝著	170元
32.	培養孩子獨立的藝術	多湖輝著	170元
33.	子宮肌瘤與卵巢囊腫	陳秀琳編著	180元
34.	下半身減肥法	納他夏・史達賓著	180元
35.	女性自然美容法	吳雅菁編著	180元
36.	再也不發胖	池園悅太郎著	170元

37. 生男生女控制術	中垣勝裕著	220 元
38. 使妳的肌膚更亮麗	楊　皓編著	170 元
39. 臉部輪廓變美	芝崎義夫著	180 元
40. 斑點、皺紋自己治療	高須克彌著	180 元
41. 面皰自己治療	伊藤雄康著	180 元
42. 隨心所欲瘦身冥想法	原久子著	180 元
43. 胎兒革命	鈴木丈織著	180 元
44. NS 磁氣平衡法塑造窈窕奇蹟	古屋和江著	180 元
45. 享瘦從腳開始	山田陽子著	180 元
46. 小改變瘦 4 公斤	宮本裕子著	180 元
47. 軟管減肥瘦身	高橋輝男著	180 元
48. 海藻精神秘美容法	劉名揚編著	180 元
49. 肌膚保養與脫毛	鈴木真理著	180 元
50. 10 天減肥 3 公斤	彤雲編輯組	180 元

・青春天地・電腦編號 17

1. A 血型與星座	柯素娥編譯	160 元
2. B 血型與星座	柯素娥編譯	160 元
3. O 血型與星座	柯素娥編譯	160 元
4. AB 血型與星座	柯素娥編譯	120 元
5. 青春期性教室	呂貴嵐編譯	130 元
6. 事半功倍讀書法	王毅希編譯	150 元
7. 難解數學破題	宋釗宜編譯	130 元
8. 速算解題技巧	宋釗宜編譯	130 元
9. 小論文寫作秘訣	林顯茂編譯	120 元
11. 中學生野外遊戲	熊谷康編著	120 元
12. 恐怖極短篇	柯素娥編譯	130 元
13. 恐怖夜話	小毛驢編譯	130 元
14. 恐怖幽默短篇	小毛驢編譯	120 元
15. 黑色幽默短篇	小毛驢編譯	120 元
16. 靈異怪談	小毛驢編譯	130 元
17. 錯覺遊戲	小毛驢編著	130 元
18. 整人遊戲	小毛驢編著	150 元
19. 有趣的超常識	柯素娥編譯	130 元
20. 哦！原來如此	林慶旺編譯	130 元
21. 趣味競賽 100 種	劉名揚編譯	120 元
22. 數學謎題入門	宋釗宜編譯	150 元
23. 數學謎題解析	宋釗宜編譯	150 元
24. 透視男女心理	林慶旺編譯	120 元
25. 少女情懷的自白	李桂蘭編譯	120 元
26. 由兄弟姊妹看命運	李玉瓊編譯	130 元
27. 趣味的科學魔術	林慶旺編譯	150 元

28. 趣味的心理實驗室	李燕玲編譯	150元
29. 愛與性心理測驗	小毛驢編譯	130元
30. 刑案推理解謎	小毛驢編譯	130元
31. 偵探常識推理	小毛驢編譯	130元
32. 偵探常識解謎	小毛驢編譯	130元
33. 偵探推理遊戲	小毛驢編譯	130元
34. 趣味的超魔術	廖玉山編著	150元
35. 趣味的珍奇發明	柯素娥編著	150元
36. 登山用具與技巧	陳瑞菊編著	150元

·健康天地· 電腦編號 18

1. 壓力的預防與治療	柯素娥編譯	130元
2. 超科學氣的魔力	柯素娥編譯	130元
3. 尿療法治病的神奇	中尾良一著	130元
4. 鐵證如山的尿療法奇蹟	廖玉山譯	120元
5. 一日斷食健康法	葉慈容編譯	150元
6. 胃部強健法	陳炳崑譯	120元
7. 癌症早期檢查法	廖松濤譯	160元
8. 老人痴呆症防止法	柯素娥編譯	130元
9. 松葉汁健康飲料	陳麗芬編譯	130元
10. 揉肚臍健康法	永井秋夫著	150元
11. 過勞死、猝死的預防	卓秀貞編譯	130元
12. 高血壓治療與飲食	藤山順豐著	150元
13. 老人看護指南	柯素娥編譯	150元
14. 美容外科淺談	楊啟宏著	150元
15. 美容外科新境界	楊啟宏著	150元
16. 鹽是天然的醫生	西英司郎著	140元
17. 年輕十歲不是夢	梁瑞麟譯	200元
18. 茶料理治百病	桑野和民著	180元
19. 綠茶治病寶典	桑野和民著	150元
20. 杜仲茶養顏減肥法	西田博著	150元
21. 蜂膠驚人療效	瀨長良三郎著	180元
22. 蜂膠治百病	瀨長良三郎著	180元
23. 醫藥與生活(一)	鄭炳全著	180元
24. 鈣長生寶典	落合敏著	180元
25. 大蒜長生寶典	木下繁太郎著	160元
26. 居家自我健康檢查	石川恭三著	160元
27. 永恆的健康人生	李秀鈴譯	200元
28. 大豆卵磷脂長生寶典	劉雪卿譯	150元
29. 芳香療法	梁艾琳譯	160元
30. 醋長生寶典	柯素娥譯	180元
31. 從星座透視健康	席拉・吉蒂斯著	180元
32. 愉悅自在保健學	野本二士夫著	160元

33. 裸睡健康法	丸山淳士等著	160 元
34. 糖尿病預防與治療	藤田順豐著	180 元
35. 維他命長生寶典	菅原明子著	180 元
36. 維他命 C 新效果	鐘文訓編	150 元
37. 手、腳病理按摩	堤芳朗著	160 元
38. AIDS 瞭解與預防	彼得塔歇爾著	180 元
39. 甲殼質殼聚糖健康法	沈永嘉譯	160 元
40. 神經痛預防與治療	木下真男著	160 元
41. 室內身體鍛鍊法	陳炳崑編著	160 元
42. 吃出健康藥膳	劉大器編著	180 元
43. 自我指壓術	蘇燕謀編著	160 元
44. 紅蘿蔔汁斷食療法	李玉瓊編著	150 元
45. 洗心術健康秘法	竺翠萍編譯	170 元
46. 枇杷葉健康療法	柯素娥編譯	180 元
47. 抗衰血癒	楊啟宏著	180 元
48. 與癌搏鬥記	逸見政孝著	180 元
49. 冬蟲夏草長生寶典	高橋義博著	170 元
50. 痔瘡・大腸疾病先端療法	宮島伸宜著	180 元
51. 膠布治癒頑固慢性病	加瀨建造著	180 元
52. 芝麻神奇健康法	小林貞作著	170 元
53. 香煙能防止癡呆？	高田明和著	180 元
54. 穀菜食治癌療法	佐藤成志著	180 元
55. 貼藥健康法	松原英多著	180 元
56. 克服癌症調和道呼吸法	帶津良一著	180 元
57. B 型肝炎預防與治療	野村喜重郎著	180 元
58. 青春永駐養生導引術	早島正雄著	180 元
59. 改變呼吸法創造健康	原久子著	180 元
60. 荷爾蒙平衡養生秘訣	出村博著	180 元
61. 水美肌健康法	井戶勝富著	170 元
62. 認識食物掌握健康	廖梅珠編著	170 元
63. 痛風劇痛消除法	鈴木吉彥著	180 元
64. 酸莖菌驚人療效	上田明彥著	180 元
65. 大豆卵磷脂治現代病	神津健一著	200 元
66. 時辰療法—危險時刻凌晨 4 時	呂建強等著	180 元
67. 自然治癒力提升法	帶津良一著	180 元
68. 巧妙的氣保健法	藤平墨子著	180 元
69. 治癒 C 型肝炎	熊田博光著	180 元
70. 肝臟病預防與治療	劉名揚編著	180 元
71. 腰痛平衡療法	荒井政信著	180 元
72. 根治多汗症、狐臭	稻葉益巳著	220 元
73. 40 歲以後的骨質疏鬆症	沈永嘉譯	180 元
74. 認識中藥	松下一成著	180 元
75. 認識氣的科學	佐佐木茂美著	180 元
76. 我戰勝了癌症	安田伸著	180 元

77. 斑點是身心的危險信號	中野進著	180 元
78. 艾波拉病毒大震撼	玉川重德著	180 元
79. 重新還我黑髮	桑名隆一郎著	180 元
80. 身體節律與健康	林博史著	180 元
81. 生薑治萬病	石原結實著	180 元
82. 靈芝治百病	陳瑞東著	180 元
83. 木炭驚人的威力	大槻彰著	200 元
84. 認識活性氧	井土貴司著	180 元
85. 深海鮫治百病	廖玉山編著	180 元
86. 神奇的蜂王乳	井上丹治著	180 元
87. 卡拉 OK 健腦法	東潔著	180 元
88. 卡拉 OK 健康法	福田伴男著	180 元
89. 醫藥與生活(二)	鄭炳全著	200 元
90. 洋蔥治百病	宮尾興平著	180 元

・實用女性學講座・電腦編號 19

1. 解讀女性內心世界	島田一男著	150 元
2. 塑造成熟的女性	島田一男著	150 元
3. 女性整體裝扮學	黃靜香編著	180 元
4. 女性應對禮儀	黃靜香編著	180 元
5. 女性婚前必修	小野十傳著	200 元
6. 徹底瞭解女人	田口二州著	180 元
7. 拆穿女性謊言 88 招	島田一男著	200 元
8. 解讀女人心	島田一男著	200 元
9. 俘獲女性絕招	志賀貢著	200 元
10. 愛情的壓力解套	中村理英子著	200 元

・校園系列・電腦編號 20

1. 讀書集中術	多湖輝著	150 元
2. 應考的訣竅	多湖輝著	150 元
3. 輕鬆讀書贏得聯考	多湖輝著	150 元
4. 讀書記憶秘訣	多湖輝著	150 元
5. 視力恢復！超速讀術	江錦雲譯	180 元
6. 讀書 36 計	黃柏松編著	180 元
7. 驚人的速讀術	鐘文訓編著	170 元
8. 學生課業輔導良方	多湖輝著	180 元
9. 超速讀超記憶法	廖松濤編著	180 元
10. 速算解題技巧	宋釗宜編著	200 元
11. 看圖學英文	陳炳崑編著	200 元
12. 讓孩子最喜歡數學	沈永嘉譯	180 元

・實用心理學講座・電腦編號 21

1.	拆穿欺騙伎倆	多湖輝著	140 元
2.	創造好構想	多湖輝著	140 元
3.	面對面心理術	多湖輝著	160 元
4.	偽裝心理術	多湖輝著	140 元
5.	透視人性弱點	多湖輝著	140 元
6.	自我表現術	多湖輝著	180 元
7.	不可思議的人性心理	多湖輝著	180 元
8.	催眠術入門	多湖輝著	150 元
9.	責罵部屬的藝術	多湖輝著	150 元
10.	精神力	多湖輝著	150 元
11.	厚黑說服術	多湖輝著	150 元
12.	集中力	多湖輝著	150 元
13.	構想力	多湖輝著	150 元
14.	深層心理術	多湖輝著	160 元
15.	深層語言術	多湖輝著	160 元
16.	深層說服術	多湖輝著	180 元
17.	掌握潛在心理	多湖輝著	160 元
18.	洞悉心理陷阱	多湖輝著	180 元
19.	解讀金錢心理	多湖輝著	180 元
20.	拆穿語言圈套	多湖輝著	180 元
21.	語言的內心玄機	多湖輝著	180 元
22.	積極力	多湖輝著	180 元

・超現實心理講座・電腦編號 22

1.	超意識覺醒法	詹蔚芬編譯	130 元
2.	護摩秘法與人生	劉名揚編譯	130 元
3.	秘法！超級仙術入門	陸明譯	150 元
4.	給地球人的訊息	柯素娥編著	150 元
5.	密教的神通力	劉名揚編著	130 元
6.	神秘奇妙的世界	平川陽一著	180 元
7.	地球文明的超革命	吳秋嬌譯	200 元
8.	力量石的秘密	吳秋嬌譯	180 元
9.	超能力的靈異世界	馬小莉譯	200 元
10.	逃離地球毀滅的命運	吳秋嬌譯	200 元
11.	宇宙與地球終結之謎	南山宏著	200 元
12.	驚世奇功揭秘	傅起鳳著	200 元
13.	啟發身心潛力心象訓練法	栗田昌裕著	180 元
14.	仙道術遁甲法	高藤聰一郎著	220 元
15.	神通力的秘密	中岡俊哉著	180 元
16.	仙人成仙術	高藤聰一郎著	200 元

17. 仙道符咒氣功法　高藤聰一郎著　220元
18. 仙道風水術尋龍法　高藤聰一郎著　200元
19. 仙道奇蹟超幻像　高藤聰一郎著　200元
20. 仙道鍊金術房中法　高藤聰一郎著　200元
21. 奇蹟超醫療治癒難病　深野一幸著　220元
22. 揭開月球的神秘力量　超科學研究會　180元
23. 西藏密教奧義　高藤聰一郎著　250元
24. 改變你的夢術入門　高藤聰一郎著　250元

・養 生 保 健・電腦編號 23

1. 醫療養生氣功　黃孝寬著　250元
2. 中國氣功圖譜　余功保著　230元
3. 少林醫療氣功精粹　井玉蘭著　250元
4. 龍形實用氣功　吳大才等著　220元
5. 魚戲增視強身氣功　宮　嬰著　220元
6. 嚴新氣功　前新培金著　250元
7. 道家玄牝氣功　張　章著　200元
8. 仙家秘傳袪病功　李遠國著　160元
9. 少林十大健身功　秦慶豐著　180元
10. 中國自控氣功　張明武著　250元
11. 醫療防癌氣功　黃孝寬著　250元
12. 醫療強身氣功　黃孝寬著　250元
13. 醫療點穴氣功　黃孝寬著　250元
14. 中國八卦如意功　趙維漢著　180元
15. 正宗馬禮堂養氣功　馬禮堂著　420元
16. 秘傳道家筋經內丹功　王慶餘著　280元
17. 三元開慧功　辛桂林著　250元
18. 防癌治癌新氣功　郭　林著　180元
19. 禪定與佛家氣功修煉　劉天君著　200元
20. 顛倒之術　梅自強著　360元
21. 簡明氣功辭典　吳家駿編　360元
22. 八卦三合功　張全亮著　230元
23. 朱砂掌健身養生功　楊永著　250元
24. 抗老功　陳九鶴著　230元
25. 意氣按穴排濁自療法　黃啟運編著　250元

・社會人智囊・電腦編號 24

1. 糾紛談判術　清水增三著　160元
2. 創造關鍵術　淺野八郎著　150元
3. 觀人術　淺野八郎著　180元
4. 應急詭辯術　廖英迪編著　160元

5. 天才家學習術　木原武一著　160元
6. 貓型狗式鑑人術　淺野八郎著　180元
7. 逆轉運掌握術　淺野八郎著　180元
8. 人際圓融術　澀谷昌三著　160元
9. 解讀人心術　淺野八郎著　180元
10. 與上司水乳交融術　秋元隆司著　180元
11. 男女心態定律　小田晉著　180元
12. 幽默說話術　林振輝編著　200元
13. 人能信賴幾分　淺野八郎著　180元
14. 我一定能成功　李玉瓊譯　180元
15. 獻給青年的嘉言　陳蒼杰譯　180元
16. 知人、知面、知其心　林振輝編著　180元
17. 塑造堅強的個性　坂上肇著　180元
18. 為自己而活　佐藤綾子著　180元
19. 未來十年與愉快生活有約　船井幸雄著　180元
20. 超級銷售話術　杜秀卿譯　180元
21. 感性培育術　黃靜香編著　180元
22. 公司新鮮人的禮儀規範　蔡媛惠譯　180元
23. 傑出職員鍛鍊術　佐佐木正著　180元
24. 面談獲勝戰略　李芳黛譯　180元
25. 金玉良言撼人心　森純大著　180元
26. 男女幽默趣典　劉華亭編著　180元
27. 機智說話術　劉華亭編著　180元
28. 心理諮商室　柯素娥譯　180元
29. 如何在公司崢嶸頭角　佐佐木正著　180元
30. 機智應對術　李玉瓊編著　200元
31. 克服低潮良方　坂野雄二著　180元
32. 智慧型說話技巧　沈永嘉編著　180元
33. 記憶力、集中力增進術　廖松濤編著　180元
34. 女職員培育術　林慶旺編著　180元
35. 自我介紹與社交禮儀　柯素娥編著　180元
36. 積極生活創幸福　田中真澄著　180元
37. 妙點子超構想　多湖輝著　180元
38. 說 NO 的技巧　廖玉山編著　180元
39. 一流說服力　李玉瓊編著　180元
40. 般若心經成功哲學　陳鴻蘭編著　180元
41. 訪問推銷術　黃靜香編著　180元
42. 男性成功秘訣　陳蒼杰編著　180元

・精 選 系 列・電腦編號 25

1. 毛澤東與鄧小平　渡邊利夫等著　280元
2. 中國大崩裂　江戶介雄著　180元
3. 台灣・亞洲奇蹟　上村幸治著　220元

4. 7-ELEVEN 高盈收策略　國友隆一著　180元
5. 台灣獨立（新・中國日本戰爭一）　森詠著　200元
6. 迷失中國的末路　江戶雄介著　220元
7. 2000年5月全世界毀滅　紫藤甲子男著　180元
8. 失去鄧小平的中國　小島朋之著　220元
9. 世界史爭議性異人傳　桐生操著　200元
10. 淨化心靈享人生　松濤弘道著　220元
11. 人生心情診斷　賴藤和寬著　220元
12. 中美大決戰　檜山良昭著　220元
13. 黃昏帝國美國　莊雯琳譯　220元
14. 兩岸衝突（新・中國日本戰爭二）　森詠著　220元
15. 封鎖台灣（新・中國日本戰爭三）　森詠著　220元
16. 中國分裂（新・中國日本戰爭四）　森詠著　220元
17. 由女變男的我　虎井正衛著　200元
18. 佛學的安心立命　松濤弘道著　220元

・運動遊戲・電腦編號26

1. 雙人運動　李玉瓊譯　160元
2. 愉快的跳繩運動　廖玉山譯　180元
3. 運動會項目精選　王佑京譯　150元
4. 肋木運動　廖玉山譯　150元
5. 測力運動　王佑宗譯　150元
6. 游泳入門　唐桂萍編著　200元

・休閒娛樂・電腦編號27

1. 海水魚飼養法　田中智浩著　300元
2. 金魚飼養法　曾雪玫譯　250元
3. 熱門海水魚　毛利匡明著　480元
4. 愛犬的教養與訓練　池田好雄著　250元
5. 狗教養與疾病　杉浦哲著　220元
6. 小動物養育技巧　三上昇著　300元
20. 園藝植物管理　船越亮二著　200元

・銀髮族智慧學・電腦編號28

1. 銀髮六十樂逍遙　多湖輝著　170元
2. 人生六十反年輕　多湖輝著　170元
3. 六十歲的決斷　多湖輝著　170元
4. 銀髮族健身指南　孫瑞台編著　250元

·飲食保健·電腦編號 29

1.	自己製作健康茶	大海淳著	220 元
2.	好吃、具藥效茶料理	德永睦子著	220 元
3.	改善慢性病健康藥草茶	吳秋嬌譯	200 元
4.	藥酒與健康果菜汁	成玉編著	250 元
5.	家庭保健養生湯	馬汴梁編著	220 元
6.	降低膽固醇的飲食	早川和志著	200 元
7.	女性癌症的飲食	女子營養大學	280 元
8.	痛風者的飲食	女子營養大學	280 元
9.	貧血者的飲食	女子營養大學	280 元
10.	高脂血症者的飲食	女子營養大學	280 元
11.	男性癌症的飲食	女子營養大學	280 元
12.	過敏者的飲食	女子營養大學	280 元
13.	心臟病的飲食	女子營養大學	280 元

·家庭醫學保健·電腦編號 30

1.	女性醫學大全	雨森良彥著	380 元
2.	初為人父育兒寶典	小瀧周曹著	220 元
3.	性活力強健法	相建華著	220 元
4.	30 歲以上的懷孕與生產	李芳黛編著	220 元
5.	舒適的女性更年期	野末悅子著	200 元
6.	夫妻前戲的技巧	笠井寬司著	200 元
7.	病理足穴按摩	金慧明著	220 元
8.	爸爸的更年期	河野孝旺著	200 元
9.	橡皮帶健康法	山田晶著	180 元
10.	三十三天健美減肥	相建華等著	180 元
11.	男性健美入門	孫玉祿編著	180 元
12.	強化肝臟秘訣	主婦の友社編	200 元
13.	了解藥物副作用	張果馨譯	200 元
14.	女性醫學小百科	松山榮吉著	200 元
15.	左轉健康法	龜田修等著	200 元
16.	實用天然藥物	鄭炳全編著	260 元
17.	神秘無痛平衡療法	林宗駛著	180 元
18.	膝蓋健康法	張果馨譯	180 元
19.	針灸治百病	葛書翰著	250 元
20.	異位性皮膚炎治癒法	吳秋嬌譯	220 元
21.	禿髮白髮預防與治療	陳炳崑編著	180 元
22.	埃及皇宮菜健康法	飯森薰著	200 元
23.	肝臟病安心治療	上野幸久著	220 元
24.	耳穴治百病	陳抗美等著	250 元
25.	高效果指壓法	五十嵐康彥著	200 元

26. 瘦水、胖水	鈴木園子著	200 元
27. 手針新療法	朱振華著	200 元
28. 香港腳預防與治療	劉小惠譯	200 元
29. 智慧飲食吃出健康	柯富陽編著	200 元
30. 牙齒保健法	廖玉山編著	200 元
31. 恢復元氣養生食	張果馨譯	200 元
32. 特效推拿按摩術	李玉田著	200 元
33. 一週一次健康法	若狹真著	200 元
34. 家常科學膳食	大塚滋著	200 元
35. 夫妻們關心的男性不孕	原利夫著	220 元
36. 自我瘦身美容	馬野詠子著	200 元
37. 魔法姿勢益健康	五十嵐康彥著	200 元
38. 眼病錘療法	馬栩周著	200 元
39. 預防骨質疏鬆症	藤田拓男著	200 元
40. 骨質增生效驗方	李吉茂編著	250 元

・超經營新智慧・電腦編號 31

1. 躍動的國家越南	林雅倩譯	250 元
2. 甦醒的小龍菲律賓	林雅倩譯	220 元
3. 中國的危機與商機	中江要介著	250 元
4. 在印度的成功智慧	山內利男著	220 元
5. 7-ELEVEN 大革命	村上豐道著	200 元

・心靈雅集・電腦編號 00

1. 禪言佛語看人生	松濤弘道著	180 元
2. 禪密教的奧秘	葉逯謙譯	120 元
3. 觀音大法力	田口日勝著	120 元
4. 觀音法力的大功德	田口日勝著	120 元
5. 達摩禪 106 智慧	劉華亭編譯	220 元
6. 有趣的佛教研究	葉逯謙編譯	170 元
7. 夢的開運法	蕭京凌譯	130 元
8. 禪學智慧	柯素娥編譯	130 元
9. 女性佛教入門	許俐萍譯	110 元
10. 佛像小百科	心靈雅集編譯組	130 元
11. 佛教小百科趣談	心靈雅集編譯組	120 元
12. 佛教小百科漫談	心靈雅集編譯組	150 元
13. 佛教知識小百科	心靈雅集編譯組	150 元
14. 佛學名言智慧	松濤弘道著	220 元
15. 釋迦名言智慧	松濤弘道著	220 元
16. 活人禪	平田精耕著	120 元
17. 坐禪入門	柯素娥編譯	150 元

國家圖書館出版品預行編目資料

魔法姿勢益健康／五十嵐康彥著，莊雯琳譯
－初版－臺北市，大展，民 87
面；21 公分－（家庭醫學保健；37）
譯自：体の疲れをとる魔法の 2 分ポーズ
ISBN 957-557-853-8（平裝）
1. 中國醫藥　2. 治療法
413.9　　87010486

KARADANO TSUKAREWO TORU MAHOUNO 2FUN POSE

Originally published in Japan by SEISHUN PUBLISHING CO., LTD
in 1992.. Chinese translation rights arranged through
KEIO CULTURAL ENTERPRISE CO., LTD in 1996

版權仲介：京王文化事業有限公司

魔法姿勢益健康　　ISBN 957-557-853-8

原 著 者／五十嵐康彥
編 譯 者／莊　雯　琳
發 行 人／蔡　森　明
出 版 者／大展出版社有限公司
社　　址／台北市北投區（石牌）致遠一路 2 段 12 巷 1 號
電　　話／(02) 28236031・28236033
傳　　真／(02) 28272069
郵政劃撥／0166955—1
登 記 證／局版臺業字第 2171 號
承 印 者／高星企業有限公司
裝　　訂／日新裝訂所
排 版 者／千兵企業有限公司
電　　話／(02) 28812643
初版1刷／1998 年（民 87 年） 8 月

定　　價／200 元
